高原常见病
中医治疗

主编　杜庆红　白俊杰

人民卫生出版社
·北京·

图书在版编目（CIP）数据

高原常见病中医治疗 / 杜庆红，白俊杰主编 . — 北京：人民卫生出版社，2021.12

ISBN 978-7-117-32554-7

Ⅰ. ①高… Ⅱ. ①杜… ②白… Ⅲ. ①高山病 – 常见病 – 中医治疗法 Ⅳ . ①R242

中国版本图书馆 CIP 数据核字（2021）第 263741 号

人卫智网	www.ipmph.com	医学教育、学术、考试、健康，购书智慧智能综合服务平台
人卫官网	www.pmph.com	人卫官方资讯发布平台

高原常见病中医治疗

Gaoyuan Changjianbing Zhongyi Zhiliao

主　　编：杜庆红　白俊杰

出版发行：人民卫生出版社（中继线 010-59780011）

地　　址：北京市朝阳区潘家园南里 19 号

邮　　编：100021

E - mail：pmph @ pmph.com

购书热线：010-59787592　010-59787584　010-65264830

印　　刷：三河市延风印装有限公司

经　　销：新华书店

开　　本：787 × 1092　1/16　印张：8

字　　数：270 千字

版　　次：2021 年 12 月第 1 版

印　　次：2021 年 12 月第 1 次印刷

标准书号：ISBN 978-7-117-32554-7

定　　价：25.00 元

打击盗版举报电话：010-59787491　E-mail：WQ @ pmph.com

质量问题联系电话：010-59787234　E-mail：zhiliang @ pmph.com

本书得到
"西藏藏医药大学 2018 年中医学博士点建设项目
之学科相关的学术专著出版项目"
资　助

编委会

前言

人体对高原低气压、缺氧的适应能力有一定的限度，过度缺氧和对缺氧反应不灵敏者，可发生不适应反应。高原地区的特殊气候与自然条件因素会对人体呼吸系统、循环系统、神经系统、免疫系统、造血系统的健康产生不同程度和不同表现形式的损害，现代医学将这类疾病统称高原病。

在高原地区生活的人群，受饮食习惯以及缺氧、低气压、干燥、强紫外线、寒冷等自然条件的影响，易患一些常见病、多发病，与此同时，其症状表现也与平原地区人群有所不同。这些疾病从中医视角理解，普遍夹杂着气虚、阴津不足、血瘀、寒凝。因此，在对高原常见病的治疗上要更加注重对整体观、辨证观的运用，结合地区特有的致病因素来辨证论治。

中医学历经几千年的发展，形成了较为完备的理论体系，但对高原病没有进行过专门的阐述，现有的中医药类教材也没有对这些问题进行专门的论述。但是，中医药自身建立的辨证论治与遣方用药理论对于指导高原常见病的治疗提供了极好的支撑。为此，我们拟借助这些理论与先贤的经验，从中医药的视角对高原常见病进行表述，这是一种探索性的尝试，对我们编者而言也是一次学习、总结、凝练的过程，对于同学者而言也是共勉的过程，这也就是编写本书的意义所在。

本书具备以下特点：首先是简洁实用。我们对疾病分型进行了有针对性的简化，在治疗方药上也进行了调整，更加注重实用性。其次是重点突出。我们只围绕一些高原地区常见病、多发病来阐释中医药的认知与治疗方案。再次是有一定创新性。我们对专著中提及的疾病进行了专题论述，在一定程度上填补了中医药在治疗高原病上的空白，可以为同侪开启新的视角。本书的不足之处在于，对一些疾病如血液免疫病、眼病、皮肤病等阐述得并不十分充分，较为笼统，临床应用时应注意结合现代医学知识加以辨证认知。

在本书编写过程中，为了便于学习者对这些疾病的了解，我们对照了中西医对这些疾病的认识，在病名、病因病机、辨证、鉴别诊断、西医临床检查等方面进行了整理，尽量采用比较通识的描述，求同存异，中西医并举。本书的编写团队也由中西医临床与基础学科的专家和藏医学学者组成，在高度的共识与充分的沟通基础上，对病种进行了梳理，以严谨的态度对治疗方案进行了认真的审查。

本书适用于开设中医临床选修课，也可为高原地区临床工作者带来一定的启示。本书作为西藏藏医药大学中医学博士点建设项目，得到了西藏藏医药大学研究生处和西藏藏医药大学藏医药研究所的大力支持。

中医药源于中国传统文化，蕴含了防病、治病、养生、保健等诸多智慧，其中的整体观、辨证观、天人相应的理念还广泛用于指导人们建立正确的世界观、人生观、价值观。中医药文化具有开放包容的特质，一直让人以一种普惠的态度去广泛传播，期冀获得"天下无病"的祥和安康的社会生态。目前，在高原地区存在中医药知识普及与临床应用不充分和缺医少药的问题，而中医药具备廉、简、验、便的优势，适宜在高原地区推广应用，这也是促使我们撰写此书的最重要动力。授人以鱼不如授人以渔，希望本书能为后学者带来有益启示与指导，为高原地区人群健康带来福祉。

由于编写水平所限，还存在较大提升空间，恳请广大读者提出宝贵意见和建议，以便于我们不断完善和修订。

编者

2021 年 7 月

目录

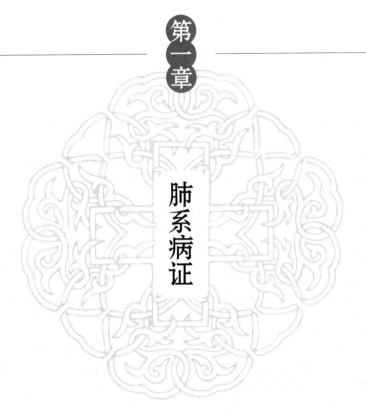

第一章

肺系病证

人体的呼吸系统与外界直接相通，外界的病原微生物、有害气体、粉尘颗粒等可随空气进入气道和肺，但同时呼吸系统具有自净和防御功能，可抵御病原物质的侵害。在高原地区，由于缺氧、低温、气候干燥导致呼吸道的防御功能下降，呼吸系统疾病发病率高。

西医学的呼吸系统疾病属于中医肺系病证。在中医学中，肺为五脏之一，其功能为主气、司呼吸，宣散卫气，通调水道，朝百脉、主治节，这些功能的实现依赖于肺气的宣发、肃降。肺开窍于鼻，外合皮毛，与大肠相表里，其位最高，风、寒、暑、湿、燥、火等外感六淫之邪从口鼻或皮毛而入，首先犯肺。肺为清虚之脏，不耐邪气之侵。无论外感、内伤或其他脏腑病变，易累及于肺。另外，肺与心、肝、脾、肾关系密切，肺系病证可涉及心、肝、脾、肾、大肠、膀胱多个脏腑，临证时须仔细辨证。

本章内容主要介绍感冒、咳嗽、喘证、肺胀、肺痨、高原肺水肿等高原常见呼吸系统疾病，结合高原地区特定致病因素进行阐述。

感 冒

感冒以鼻塞、流涕、喷嚏、头痛、恶寒、发热为主症，是最常见的外感疾病之一，高原地区发病可伴有呼吸困难的表现。由于高原气候寒冷，感冒四季皆可发病。在一个时期内广泛流行、病情与感冒类似者，称时行感冒，属于西医学的流行性感冒。

[病因病机]

感冒是因六淫、时行之邪侵袭肺卫，导致卫表不固，肺失宣降，再加上长期生活在高原，肺气、肺阴不足所致。

1. 六淫病邪 风为六淫之首，是感冒的主因。在高原地区，除风邪外，寒和燥也是主要因素。风、寒、燥可单独致病，但常常是相互兼夹，形成风寒、风燥之证。

2. 时行疫毒 若四时六气失常，非其时而有其气，此即时行疫毒，一般较感受当令之气发病者为重。时行疫毒伤人，病情重而多变，往往相互传染，造成广泛流行。

3. 素体肺气、肺阴不足 空气，中医学称"清气"。高原空气稀薄，肺吸入清气不足，长此以往易致肺气不足。另外，肺为娇脏，喜润恶燥。燥邪属阳，其性为热，易伤阴。高原气候干燥，长期在高海拔地区居住，易致肺阴不足。"正气存内，邪不可干"，"邪之所凑，其气必虚"，素体肺气和肺阴不足导致容易感受外邪。

六淫之邪或时行疫毒从口鼻或皮毛而入，其中口鼻是邪气入肺的主要途径。外邪能否引起感冒，关键在于卫气之强弱，同时与感邪的轻重有关。感冒的病位在肺卫，其基本病机是外邪侵袭。外邪袭表致肺卫功能失调，卫表不和，肺失宣肃，尤以卫表不和为主要方面。卫表不和，故见恶寒、发热、头痛、身痛、全身不适；肺失宣肃，故见鼻塞、流涕、咳嗽、咽痛。

由于感受的风寒、风燥、时行疫毒等外邪性质不同，人体素质之差异，在临床上常见的有风寒、风燥等不同证候类型，在病程中还可见寒与热的转化和错杂。

[临床表现]

鼻塞、流涕、喷嚏、头痛、恶寒、发热、全身不适等。

[诊断与鉴别诊断]

(一)诊断要点

1. 以卫表及鼻咽症状为主，可见恶风或恶寒、发热、鼻塞、流涕等。

2. 时行感冒多呈流行性，在同一时期发病人数暴增，且病证相似，表现为突然起病、恶寒、发热、周身酸楚、疲乏无力。症状一般较普通感冒重。

3. 病程一般 3～7 天，普通感冒不易传变，时行感冒易传变入里，变生他病。

4. 四季皆可发病。

(二)鉴别诊断

1. 温病 除时行感冒外，普通感冒发热多不高，或不发热，解表宣肺法即可汗出热退身凉，多不传变；温病常高热、壮热，多有传变，由卫而气，由营入血，甚者神昏、谵妄、惊厥等。

2. 鼻渊 多流浊涕腥臭，眉额骨处胀痛、压痛明显，表证不明显，病程漫长，反复发作，不易痊愈；感冒多流清涕，头痛范围不限于前额或眉骨处，表证明显，急性发作，痊愈后症状消失。

[辨证论治]

(一)辨证要点

1. **分清风寒、风燥** 高原气候寒冷，并且持续时间长，同时气候干燥，在辨证时注意以寒为主还是以燥为主，风燥是否兼夹寒邪。风寒者，恶寒重，发热轻，无汗，鼻流清涕，口不渴，舌苔薄白，脉浮或浮紧；风燥者，恶风，或合并发热，唇鼻干燥，咽干、甚则咽痛，无痰或少痰，或兼有恶寒，苔薄白而干，脉浮数。

2. 辨别普通、时行　普通感冒由风寒或风燥引发，表证明显，常呈散发性，病情较浅，症状不重，多无传变；时行感冒以时行病毒为主因，发病不限季节，有传染性，起病急，病情较重，全身症状明显，且可以发生传变。

3. 辨别肺气虚或肺阴虚　肺气虚者，平素易气短、乏力，常有自汗；肺阴虚者，平素口干，甚则口渴，或有干咳。

（二）治疗原则

感冒因外邪客于肌表所致，病位在卫表肺系，治疗应从表而解，宣通肺气，照顾兼症，这是治疗本病的基本治疗原则。

（三）分型论治

1. 风寒束表

证候　恶寒重，发热轻，无汗，头痛，周身酸痛，鼻塞，喷嚏，流清涕，咽痒，咳嗽，无痰或痰白稀薄，严重者可伴呼吸困难；舌苔薄白，脉浮或浮紧。

治法　辛温解表，温肺散寒。

方药　荆防败毒散加减。

荆防败毒散由荆芥、防风、羌活、独活、柴胡、桔梗、枳壳、前胡、茯苓、川芎、甘草组成。本方以荆芥、防风、羌活解表散寒；柴胡解表散风；桔梗宣肺，枳壳降气，一宣一降，恢复肺的气机运行；前胡祛痰，茯苓渗湿化痰止咳；川芎、独活行气祛风，止头身痛；甘草调和诸药，兼以益气和中。诸药合用，辛温解表，温肺散寒。

恶寒甚者，加麻黄、桂枝，解表散寒；咽痒、咳嗽明显，加细辛、金沸草，降气化痰止咳；胸闷痞满、不思饮食、舌苔白腻者，加广藿香、苍术、厚朴，健脾燥湿；气短、乏力、自汗，有气虚症状者，加黄芪、白术，健脾补肺益气；便干者，可辅以桑白皮，润肺通便。

2. 风燥伤表

证候　恶风，或合并发热，唇鼻干燥，咽干、甚则咽痛，干咳，无痰或少痰，或兼有恶寒，严重者可伴呼吸困难；苔薄白而干，脉浮数。

治法　轻宣凉燥，理肺化痰。

方药　杏苏散加减。

杏苏散由苏叶、杏仁、前胡、桔梗、枳壳、半夏、陈皮、茯苓、甘草、生姜、大枣组成。本方苏叶辛温不燥，解肌发表，开宣肺气，使凉燥从表而解；杏仁辛温而润，宣肺止咳化痰，与苏叶共为君药；前胡疏风降气化痰，助杏、苏轻宣达表而兼化痰；桔梗、枳壳一升一降，助杏仁宣利肺气；半夏、陈皮、茯苓理气化痰；甘草合桔梗宣肺祛痰；生姜、大枣调和营卫，通行津液。诸药合用，使表解痰消，肺气调和。

恶寒重、无汗，加荆芥、防风，解表发汗；咽干、干咳严重者，加沙参、枇杷叶，润肺止咳；便干者，可辅以知母，养阴除烦，润肠通便。

〔预后〕

如治疗及时，本病预后较好，病程 3～7 天，少见并发症。在高原地区治疗不及时，可诱发肺水肿、肺感染、心力衰竭等疾病。

〔针灸治疗〕

1. 辨证要点

（1）**辨类型**：普通感冒呈散发性，肺卫症状明显，病情较轻，少有传变；虚人感冒为平素体虚之人感冒，病情缠绵不愈或反复感冒；时行感冒呈流行性发病，肺卫症状轻而全身症状重，传染性强。

（2）**辨兼症**：恶寒重，发热轻或不发热，无汗，喷嚏，苔薄白，脉浮紧者，为风寒感冒；恶风寒，伴发热，浊涕，痰稠或黄，咽干或痛，苔薄黄，脉紧浮数者，为风燥感冒；夹湿，则头胀如裹，胸闷纳呆；夹暑，则汗出不解，心烦口渴。

2. 辨证施治

治法 祛风解表。

主症 或恶寒、或发热、鼻塞、流涕、咳嗽、头痛、周身酸楚不适。

主穴 列缺、合谷、风池、大椎、太阳。

配穴 风寒感冒，配风门、肺俞；风燥感冒，配曲池、尺泽；夹湿，配阴陵泉；夹暑，配委中；虚人感冒，配足三里；鼻塞，配迎香；头痛，配头维、印堂；咽喉疼痛，配少商、商阳；全身酸楚，配身柱。

方义 感冒为外邪侵犯肺卫所致，取手太阴肺经络穴列缺、手阳明大肠经原穴合谷，"原络配穴"以祛邪解表；风池为足少阳胆经与阳维脉的交会穴，"阳维为病苦寒热"，故风池既可疏散风邪，与太阳穴相配又可清利头目；督脉主一身之阳气，大椎温灸可通阳散寒，刺络出血可清泻热邪。

操作 以毫针泻法为主。风寒重者，大椎施以灸法；燥热重者，大椎施以刺络拔罐法。

3. 其他针灸方法

（1）**耳针法**：取肺、气管、内鼻、耳尖。耳尖点刺放血，余穴采用毫针刺或用埋针法、压丸法。

（2）**三棱针法**：取大椎、尺泽、委中、耳尖、耳垂、少商。在大椎穴挑刺放血，并拔火罐5～10分钟；委中、尺泽局部常规消毒后，用三棱针点刺静脉出血，令其血流自止。少商、耳尖、耳垂点刺出血数滴，适用于热偏重者。

（3）**拔罐法**：取大椎、身柱、大杼、肺俞，留罐5～15分钟，或用闪罐法、走罐法。

（4）**梅花针法**：取头部诸阳经，重点叩刺头维、风池、太阳穴。将消毒好的梅花针针头缠绕酒精棉球，轻度手法叩刺头部诸阳经10～15分钟。

（5）**刮痧法**：取背部督脉以及膀胱经，重点刮大椎、大杼、肺俞。在背部涂抹刮痧油，用刮痧板顺经络或沿肌肉走向反复单向刮痧，以皮肤出现红色瘀点为度。

〔食疗与预防保健〕

1. 生活上应起居有常。高原气候寒冷，注意防寒保暖，平时注意室内通风。

2. 食疗——三白汤　葱白性温，味辛，归肺、胃经，具有发汗解表、散寒通阳的作用；白萝卜性凉，味辛、甘，归肺、胃、大肠经，具有清热生津、消食化滞的作用；白菜根性平，味甘，具有解热除烦、通利肠胃、养胃生津的作用。葱白连根60g，白萝卜60g，白菜根60g，煮水趁热饮用。

3. 食疗——葱豉汤　出自《肘后备急方》，为辛温解表剂。葱白性温，味辛，归肺、胃经，具有发汗解表、散寒通阳的作用；豆豉性寒，味辛、甘、微苦，归肺、胃经，具有解表除烦的作用。葱白连根30g，淡豆豉30g，煮水趁热饮用。

▎病案举隅▎

某男，35岁，恶风兼有恶寒，唇鼻干燥，咽干、甚则咽痛，咳嗽伴少量黏痰。苔薄白而干，脉浮数。

治法 轻宣凉燥，理肺化痰。

处方 苏叶10g，杏仁10g，茯苓15g，陈皮10g，桔梗10g，枳壳10g，荆芥6g，防风6g。7剂，水煎服，每日1剂。

经典赏析

《素问·玉机真脏论》："是故风者百病之长也，今风寒客于人，使人毫毛毕直，皮肤闭而为热，当是之时，可汗而发也。"

《伤寒论·辨太阳病脉证并治上》："太阳中风，阳浮而阴弱。阳浮者，热自发；阴弱者，汗自出。啬啬恶寒，淅淅恶风，翕翕发热，鼻鸣干呕者，桂枝汤主之。"

《针灸甲乙经·六经受病发伤寒热病》："伤寒热盛烦呕，大椎主之。"

《诸病源候论·时气病诸候·时气令不相染易候》："夫时气病者，此皆因岁时不和，温凉失节，人感乖戾之气而生病者，多相染易，故预服药及为方法以防之。"

《丹溪心法·中寒》："伤风属肺者多，宜辛温或辛凉之剂散之。"

《症因脉治·伤寒总论》："外感风寒，从毛窍而入，必要从毛窍而出，故伤寒发热症，首重发表解肌。"

《时病论·春伤于风大意》："风为六气之领袖，能统诸气，如当春尚有余寒，则风中遂夹寒气，有感之者是为风寒；其或天气暴热，则风中遂夹热气，有感之者是为风热。"

《类证治裁·伤风论治》："惟其人卫气有疏密，感冒有浅深，故见症有轻重。……凡体实者，春夏治以辛凉，秋冬治以辛温，解其肌表，风从汗散；体虚者，固其卫气，兼解风邪，恐专行发散，汗多亡阳也。"

《证治汇补·提纲门·伤风》："如虚人伤风，屡感屡发，形气病气俱虚者，又当补中，而佐以和解，倘专泥发散，恐脾气益虚，腠理益疏，邪乘虚入，病反增剧也。"

第二节 ✦ 咳嗽 ✦

咳嗽既是独立性的证候，又是肺系多种疾病的一个症状，是肺脏为了祛邪外出所产生的一种病理反应。由于高原地区常年低温，昼夜温差大，气候干燥，导致肺失清肃，咳嗽发病率高。本病常见于西医的上呼吸道感染、支气管炎、支气管扩张、肺炎等。

[病因病机]

中医学上，咳嗽根据病因分外感咳嗽和内伤咳嗽两种。外感咳嗽为六淫外邪侵袭肺系；内伤咳嗽为内邪干肺。无论外邪还是内邪，均可导致肺失宣肃、肺气上逆而致咳嗽。

1. 外感袭肺 在高原，六淫中的风、寒、燥可单独或兼夹侵袭肺系，其中风邪夹寒者居多。同时，高原气候干燥，而肺喜润恶燥，因此容易形成寒燥袭肺的证候。风寒或寒燥郁闭肺气，肺失宣肃，而致肺气上逆，形成风寒或寒燥咳嗽。

2. 内邪干肺 高原地区的人食肥甘较多、果蔬较少，久而久之易损伤脾胃运化功能，使痰浊内生；或因情志刺激，肝失条达，气郁化火，木火刑金；或因肺脏自病，肺脏虚弱，阴伤气耗，加之长期生活在高原致肺气、肺阴不足，肺气肃降失常，而上逆作咳。

综上所述，咳嗽的主要病机为邪犯于肺，肺失宣肃，肺气上逆作咳。本病的病变部位在肺，涉及肝、脾、肾多个脏器。外感咳嗽属邪实，多是新病，常常在受凉后发生，伴有鼻塞流涕、恶寒发热等表证，属实证；内伤咳嗽属邪实与正虚并见，通常起病缓慢，病程较长，伴有其他脏腑症状。外感咳嗽与内伤咳嗽还可相互影响。外感咳嗽迁延不愈，伤及肺气，易反复感邪，咳嗽频作，形成内伤咳嗽。肺脏有病，卫外不固，易受外邪引发或加重。

[临床表现]

1. 咳而有声，或伴咽痒、咳痰。

2. 外感咳嗽，起病急，可伴有恶寒、发热等表证；内伤咳嗽，每因外感反复发作，病程较长，可伴喘或其他脏腑失调的症状。

[诊断与鉴别诊断]

（一）诊断要点

1. 以咳嗽为主要症状。

2. 外感咳嗽伴有表证，病程短；内伤咳嗽，通常反复发作，病程长。

3. 血常规、肺部影像学、诱导痰细胞学检查等有助于进一步明确本病的诊断。

（二）鉴别诊断

1. **肺痨** 因感染结核分枝杆菌所致，以咳嗽、咯血、潮热、盗汗以及身体逐渐消瘦为主症；而咳嗽以发出咳声或咳痰为主要表现，多不伴有咯血、消瘦。

2. **肺胀** 多见于老年人，有慢性肺系疾病病史，以咳嗽、咳痰、喘息气促、胸部膨满为特征，反复发作，时轻时重，经久不愈。咳嗽则不同年龄段均可罹患，症状以咳嗽、咳痰为主，病程可长可短，日久可发展为肺胀。

［辨证论治］

（一）辨证要点

1. **辨外感、内伤** 外感咳嗽多为新病，起病急，病程短，常伴肺卫表证，一般属于邪实。内伤咳嗽，多为久病，常反复发作，病程长，可伴有其他脏腑兼证，多为虚实夹杂，本虚标实。

2. **辨咳嗽特征** 咳声高亢激扬者，多属实证；咳声低弱无力者，多属虚证。咳嗽时作，鼻塞声重者，多为外感咳嗽；咳嗽连声重浊，痰出咳减者，多为痰湿咳嗽；干咳，咳声短促，多为肺阴亏虚。

（二）治疗原则

咳嗽的治疗应分清邪正虚实。外感咳嗽多为实证，应祛邪利肺。在高原地区，外感咳嗽按病邪性质分风寒、寒燥论治。内伤咳嗽，多属邪实正虚，治以祛邪止咳，扶正补虚，分清虚实主次。

咳嗽的治疗，除直接治肺外，还应从整体出发注意治脾、治肝、治肾等。外感咳嗽一般均忌敛涩留邪；内伤咳嗽应防宣散伤正，从调护正气加以辨证。

（三）分型论治

1. 外感咳嗽

（1）风寒袭肺

证候 咽痒咳嗽声重，气急，咳痰稀薄色白，常伴鼻塞，流清涕，肢体酸楚，恶寒发热等表证；舌苔薄白，脉浮或浮紧。

治法 疏风散寒，宣肺止咳。

方药 三拗汤合止嗽散加减。

三拗汤由麻黄、杏仁、甘草组成。止嗽散由桔梗、荆芥、紫菀、百部、白前、甘草、陈皮组成。三拗汤中麻黄发汗解表，宣肺平喘；杏仁降利肺气，与麻黄一宣一降，以复肺气之宣降；炙甘草调和药性，使汗出不致过猛而伤正气，三药合用宣肺解表。止嗽散中紫菀、百部为君，二者入肺经，温而不热，润而不寒，皆可止咳化痰；桔梗开宣肺气、白前降气化痰，一宣一降，增强紫菀、百部止咳化痰之力；荆芥疏风解表利咽；陈皮理气化痰；甘草缓急和中，调和诸药，合桔梗、荆芥又有利咽止咳之功。诸药合用，宣利肺气，止咳化痰。

咳嗽较甚者，可加射干、细辛止咳；咽痒甚者，加牛蒡子、蝉蜕，祛风止痒；鼻塞声重者，加辛夷、苍耳子，宣通鼻窍；若素有寒饮伏肺，见咳逆上气、痰液清晰、胸闷气急、舌淡红、苔白而滑、脉浮紧或弦滑者，治以疏风散寒、温化寒饮，改投小青龙汤；伴纳差者，可辅以炒白术，健脾助运，培土生金。

（2）寒燥伤肺

证候 干咳无痰，或痰少质清稀，咽干鼻燥，兼有恶寒发热，头痛无汗；舌苔薄白而干，脉弦或紧。

治法 轻宣凉燥，止咳化痰。

方药 杏苏散加减。

杏苏散由苏叶、杏仁、前胡、桔梗、枳壳、半夏、陈皮、茯苓、甘草、生姜、大枣组成。方中苏叶、杏仁解肌发表，宣肺止咳化痰；前胡疏风降气化痰；桔梗、枳壳一升一降，宣利肺气；半夏、陈皮、茯苓理气化痰；甘草合桔梗宣肺祛痰；生姜、大枣调和营卫。诸药合用，轻宣凉燥，止咳化痰。

若咳嗽甚者，加紫菀、百部，温润止咳；若恶寒甚，加荆芥、防风以解表发汗；若津伤重者，加麦冬、玉竹，滋养肺阴；伴肌肉酸痛者，可辅以桂枝解肌发表。

2. 内伤咳嗽

（1）痰湿咳嗽

证候 咳嗽反复发作，咳声重浊，胸闷，因痰而嗽，痰出则咳缓，痰多色白，黏腻或稠厚成块，每于晨起或食后咳甚痰多。常伴体倦，脘痞，食少，腹胀，大便时溏；舌苔白腻，脉濡滑。

治法 燥湿化痰，理气止咳。

方药 二陈汤合三子养亲汤加减。

二陈汤由半夏、陈皮、茯苓、炙甘草、生姜、乌梅组成。三子养亲汤由苏子、白芥子、莱菔子组成。方用二陈汤燥湿化痰，以三子养亲汤降气化痰以止咳。二陈汤中半夏为君，辛温性燥，燥湿化痰，又降逆和胃；陈皮理气燥湿化痰，为臣；佐以茯苓健脾渗湿，痰无由生；煎加生姜降逆化饮，兼制半夏之毒；复用乌梅收敛肺气，散中有收，祛痰而不伤正；炙甘草为使，调和药性，兼润肺和中。诸药合用，共奏燥湿化痰、理气和中之功。三子养亲汤中以白芥子温肺利气化痰；苏子降气化痰，使气降则痰不逆；莱菔子消食导滞，使气行则痰行。两方合用，达到燥湿化痰、理气止咳的目的。

若寒痰较重，痰黏白如泡沫，加干姜、细辛，温化寒痰；脾虚症状明显者，加党参、白术，健脾益气，辅以瓜蒌可清利化痰，润肠通便。

（2）肝火犯肺

证候 上气咳逆阵作，咳时面赤，引胸胁作痛，咽干口苦，常感痰滞咽喉而咳之难出，量少质黏，或如絮条，症状可随情绪波动而增减；舌红或舌边红，舌苔薄黄少津，脉弦数。

治法 清肝泻肺，化痰止咳。

方药 黛蛤散合黄芩泻白散加减。

黛蛤散由青黛、海蛤壳组成。黄芩泻白散由黄芩、桑白皮、地骨皮、粳米、甘草组成。黛蛤散中用青黛、海蛤壳清肝化痰。黄芩泻白散中黄芩、桑白皮、地骨皮清泻肺热，平喘止咳；粳米、甘草和中养胃，使泻肺而不伤脾胃。两方相合，使气火下降，肺气得以清肃，咳逆自平。

若肝火旺致咳嗽频作者，加栀子、牡丹皮，清肝泻火；胸闷气逆，加葶苈子、瓜蒌，利气降逆；咳时引胸胁作痛明显者，加郁金、丝瓜络，理气和络止痛；若痰黏难咳，加海浮石、浙贝母、冬瓜子，清热豁痰；若火郁伤津，咽干口燥，舌红少津者，加北沙参、百合、麦冬、诃子，养阴生津敛肺。

（3）肺阴亏虚

证候 干咳，咳声短促，或痰中带血丝，或声音逐渐嘶哑，口干咽燥，低热，午后颧红，盗汗，口干；舌质红，少苔，脉细数。

治法 滋阴润肺，化痰止咳。

方药 沙参麦冬汤加减。

沙参麦冬汤由沙参、麦冬、玉竹、天花粉、生扁豆、桑叶、生甘草组成。方中重用沙参、麦冬清养肺胃，甘寒生津；玉竹助主药甘寒生津，养阴润燥；天花粉清肺润燥，养胃生津；生扁豆甘平和中，培土生金；桑叶轻清宣透，以散燥热；生甘草泻火和中，调和诸药。诸药配伍，共奏清养肺胃、生津润燥之功。

若肺中燥热较甚致久热久咳，加地骨皮，清泻肺热；若咳剧，加川贝母、杏仁、百部，润肺止咳；若咳而气促，加五味子、诃子，收敛肺气；若潮热明显，加功劳叶、银柴胡、胡黄连，以清虚热；若倦怠乏力，少气懒言，加党参、五味子，益气养阴、敛肺止咳。

〔预后〕

外感咳嗽病位较浅，病情较轻，及时诊治，容易治愈。若外感咳嗽失治、误治，反复发作，损耗正气，则可转为内伤咳嗽。内伤咳嗽病情复杂，病程较长，可累及肺、脾、肾三脏，甚至累及于心，最后演变为肺胀。

〔针灸治疗〕

1. 辨证要点

（1）辨主症：咳逆有声，或伴咳痰。

（2）辨外感、内伤：外感咳嗽，多为新病，起病急，病程短，常伴恶寒发热等肺卫表证。内伤咳嗽，多为久病，常反复发作，病程长，可伴他脏兼症。

（3）辨虚实：高原地区外感咳嗽以感受风寒或风燥之邪为主，咳而急剧，声重，多属实证；

内伤咳嗽多因肝、脾、肾功能失调，肺失宣降所致，或咳声低怯，或洪亮有力，或咳声粗浊，或咳声嘶哑，多为虚实夹杂、本虚标实之证。

（4）辨兼症： 咳嗽声重，痰稀色白，舌苔薄白，脉浮或浮紧者，伴风寒表证，为风寒袭肺；咳嗽频剧，咳痰黄稠，舌苔薄黄，脉浮数或滑数者，可伴风燥表证，为风热犯肺；痰多色白，胸脘痞闷，舌苔白腻，脉象濡滑者，为痰湿阻肺；气逆咳嗽，阵阵发作，胁痛口苦，舌红苔薄黄少津，脉弦数者，为肝火灼肺；干咳声短，少痰或痰中带血，潮热盗汗，舌红少苔，脉细数者，为肺阴亏虚。

2. 辨证施治

（1）外感咳嗽

| 治法 | 疏风解表，宣肺止咳。 |

| 主穴 | 肺俞、列缺、合谷。 |

| 配穴 | 风寒袭肺，配风门、太渊；风热犯肺，配大椎、曲池；咽痛，配少商放血。 |

| 方义 | 肺俞为肺之背俞穴，可调理肺脏气机，使其清肃有权，泻之宣肺，补之益肺；列缺为肺经络穴，散风祛邪，宣肺解表；合谷为大肠经原穴，与列缺原络相配，共奏宣肺解表止咳之功。 |

| 操作 | 毫针泻法，风寒袭肺者宜留针，可针灸并用，或加拔火罐；风热犯肺者宜疾刺，大椎可点刺放血。其他腧穴常规操作，肺俞可配闪罐，每日治疗1~2次。 |

（2）内伤咳嗽

| 治法 | 肃肺理气，止咳化痰。 |

| 主穴 | 肺俞、太渊、三阴交。 |

| 配穴 | 痰湿阻肺，配丰隆、阴陵泉；肝火灼肺，配行间、鱼际；肺阴亏虚，配膏肓；咯血，配孔最。 |

| 方义 | 肺俞调理肺气；太渊为肺经原穴，本经真气所住，可利肺化痰；三阴交为肝脾肾三经之交会穴，疏肝健脾，化痰止咳。 |

| 操作 | 主穴用毫针平补平泻，或加灸法，每日或隔日治疗1次。 |

3. 其他针灸方法

（1）拔罐法： 取背部第1~12胸椎两侧足太阳膀胱经第一侧线，用留罐法，至皮肤瘀血为度；或选取大杼至膈俞，用走罐法，至局部皮肤潮红为度。

（2）皮肤针法： 选取后颈部第5~7颈椎两侧、气管两侧、天突、肘窝及大小鱼际部进行叩刺，适用于外感咳嗽；或选取项后至背部第1~7胸椎两侧足太阳膀胱经、颈前气管两侧、膻中、天突叩刺，适用于咳嗽日久，反复发作者。

（3）穴位贴敷法： 选肺俞、定喘、风门、膻中、丰隆等穴，用白芥子、甘遂、细辛、丁香、苍术、川芎等量研成细粉，制成药饼，贴敷在穴位，多用于内伤咳嗽。

（4）耳针法： 取肺、脾、肝、气管、神门。每次选用2~3个穴位，毫针刺或用埋针法、压丸法。

［食疗与预防保健］

1. 预防的重点在于提高机体卫外功能，增强皮毛腠理御寒抗病能力，如注意四时调摄，积极锻炼，防寒保暖。

2. 食疗——贝母沙参蒸雪梨　雪梨性凉，味甘、酸，归肺、胃经，具有生津润燥、止咳化痰的作用；川贝性微寒，味苦、甘，归肺、心经，具有清热化痰、润肺止咳的作用；沙参性微寒，味甘、微苦，归肺、胃经，具有养阴清肺、益胃生津的作用。将雪梨1个去皮核，沙参10g、川贝母6g填入，合起放在碗内加水蒸熟食用，有滋阴润肺的作用。

3. 食疗——银耳羹　银耳味甘、淡，性平，归肺、胃、肾经，具有滋补生津、润肺养胃的功效。将100g银耳，放入适量清水中，文火慢炖30分钟，连汤食用，可治疗虚劳咳嗽、津少口渴等。

┃病案举隅┃

　　某男，60岁，有慢性支气管炎病史。近期因感冒后咳嗽反复发作，咳声重浊，胸闷，痰黏腻色白，伴恶寒、怕风。舌苔白腻，脉濡滑。

| 治法 | 燥湿化痰，理气止咳。 |

| 处方 | 半夏10g，陈皮10g，生甘草10g，苏子10g，桔梗10g，枳壳10g，荆芥6g，防风6g。7剂，水煎服，每日1剂。 |

经典赏析 ....

《针灸甲乙经·邪在肺五脏六腑受病发咳逆上气》："咳逆不止，三焦有水气，不能食，维道主之。……咳干呕满，侠白主之。……咳而胸满，前谷主之。"

《备急千金要方·针灸下·心腹·咳逆上气》："期门，右手曲臂中横纹外骨上，主咳逆上气。……然谷、天泉、陷谷、胸堂、章门、曲泉、天突、云门、肺俞、临泣、肩井、风门、行间主咳逆。……彧中、石门主咳逆上气，涎出多唾。……肩俞主上气。……咳唾噫，善咳，气无所出，先取三里，后取太白、章门。"

《素问病机气宜保命集·咳嗽论》："咳谓无痰而有声，肺气伤而不清也；嗽是无声而有痰，脾湿动而为痰也。咳嗽谓有痰而有声，盖因伤于肺气，动于脾湿，咳而为嗽也。"

《奇效良方·咳嗽门》："治远年近日一切咳嗽，妇人胎前产后嗽皆治。雄黄半两，人参、艾叶各三钱，款冬花、佛耳草各二钱半。上为细末，以蜡纸厚纸阔四寸、长八寸，长卷一眼，装药在内，烧烟熏喉。"

《明医杂著·咳嗽》："治法须分新久虚实。新病风寒则散之，火热则清之，湿热则泻之。久病便属虚属郁，气虚则补气，血虚则补血，兼郁则开郁。滋之、润之、敛之，则治虚之法也。"

《医学心悟·咳嗽》："凡治咳嗽，贵在初起得法为善。经云：微寒微咳。咳嗽之因，属风寒者十居其九。故初治必须发散，而又不可以过散，不散则邪不去，过散则肺气必虚，皆令缠绵难愈。……久咳不已，必须补脾土以生肺金。此诚格致之言也。"

《医学三字经·咳嗽》："《内经》云：五脏六腑皆令人咳，不独肺也。然肺为气之市，诸气上逆于肺则呛而咳，是咳嗽不止于肺，而亦不离于肺也。""肺为脏腑之华盖，呼之则虚，吸之则满，只受得本然之正气，受不得外来之客气，客气干之则呛而咳矣；亦只受得脏腑之清气，受不得脏腑之病气。"

第三节　喘证

喘证是以呼吸困难，甚则张口抬肩，鼻翼扇动，不能平卧为主要临床表现的一种常见病证，在高原地区较为常见。

本病主要见于西医的喘息性支气管炎、肺炎、肺气肿、心源性哮喘、肺源性心脏病、肺结核等。

［病因病机］

喘证病因复杂，既有外感，又有内伤，也可内外因夹杂致病。

1. **外邪侵袭**　外邪以风寒最为常见。如前所述，高原地区气候寒冷，外邪以风寒为主。风寒犯肺，肺卫为邪所伤，肺气不得宣畅，以致肺气上逆为喘。若表寒未解，内已化热，或肺有蕴热，寒邪外束，热不得泄，热为寒郁，肺失宣降，气逆而喘。

2. **饮食不当**　高原地区人们喜食肉类、喜高脂食物、喜饮酒。过食肥甘厚味，加之饮酒，导致脾湿不运，痰浊内生，或者急慢性疾病影响于肺，致肺气受阻，气津失布，津凝痰生。痰浊上干于肺，肺气壅阻，升降不利，发为喘促。如复加外感诱发，可见痰浊与风寒等内外邪合而为病，使病情更加错综复杂。

3. **情志失调**　情志不遂，忧思气结，气机不利，或郁怒伤肝，肝气上逆于肺，肺气不得肃降，则气逆而喘。

4. **久病劳欲**　久咳伤肺，或病久肺虚，气失所主，气阴亏耗，因而短气喘促；或劳欲伤肾，精气内夺，真元损耗，根本不固，则气失摄纳，上出于肺，气逆喘促；或肾阳衰弱，肾不主水，干肺凌心，肺气上逆，心阳不振，亦可致喘，表现为虚中夹实之候。

喘病的病位主要在肺和肾，但与肝、脾、心相关。肺为气之主，肾为气之根。外邪侵袭或他脏病气上犯，皆可使肺失宣降，肺气胀满，呼吸不利而致喘促。肾主纳气，帮助肺保持吸气的深度，肺吸气功能须得到肾的摄纳作用的帮助，才能很好地完成。肾不纳气，则导致气不归原，甚至气逆于肺而为喘。另外，若脾虚生痰，痰浊上干；或肝气上逆乘肺，升多降少，均可导致肺气上逆而为喘。

喘证的病理性质有虚实之分。实喘在肺，为邪壅于肺，肺气宣降不利所致；虚喘当责之肺、肾两脏，因肺不主气，肾不纳气所致。另外，实喘病久伤正，母病及子，由肺及肾，或虚喘复感外邪，或夹痰浊，则病情虚实错杂，多表现为邪气壅阻于上、肾气亏虚于下的上盛下虚证候。

[临床表现]

1. 轻者仅表现呼吸困难，不能平卧。
2. 重者稍动则喘息不已，甚则张口抬肩，鼻翼扇动。
3. 更严重者，喘促持续不解，烦躁不安，面青唇紫，肢冷，汗出如珠，脉浮大无根，发为喘脱。

[诊断与鉴别诊断]

（一）诊断要点

1. 临床症状以喘促短气、呼吸困难，甚至张口抬肩，鼻翼扇动，不能平卧，口唇发绀为特征。
2. 多有慢性咳嗽、哮病、肺痨、心悸等病史，每遇外感、情志刺激或劳累诱发。
3. 血常规、胸部影像、心电图、血气分析、肺功能等检查有助于西医病因诊断。

（二）鉴别诊断

1. **气短** 二者同为呼吸异常。喘证呼吸困难，张口抬肩，实证气粗声高，虚证气弱声低。气短即少气，呼吸浅促，或短气不足以息，似喘而无声。

2. **哮病** 喘指气息而言，为呼吸气促困难。哮指声响而言，必见喉中哮鸣有声，有时亦伴有呼吸困难。哮必兼喘，喘未必兼哮。

[辨证论治]

（一）辨证要点

1. **辨病位** 凡因外邪、痰浊、肝郁气逆等致邪壅肺气，宣降不利而喘者，均属实，病位在肺；而久病劳欲，肺肾出纳失常而致喘者，多属虚，或虚实夹杂，病在肺肾两脏。

2. **辨虚实** 呼吸深长有余，呼出为快，气粗声高，伴有痰鸣咳嗽，脉象有力者，为实喘；呼吸短促难续，深吸为快，气怯声低，少有痰鸣咳嗽，脉象微弱者，为虚喘。

（二）治疗原则

1. 实喘治肺，祛邪利气为主，要区分寒、热、痰、气的不同，分别采用温化宣肺、清化肃肺、化痰理气的方法。

2. 虚喘治在肺肾，以肾为主，治以培补摄纳，采用补肺益气、补肾纳气、扶阳固脱等法。虚实夹杂，上实下虚者，当分清主次，权衡标本，辨证选方用药。

3. 喘证多由其他疾病发展而来，积极治疗原发病，是阻断病势发展、提高临床疗效的关键。

（三）分型论治

1. **实喘**

（1）风寒闭肺

证候 喘息，呼吸气促，胸部胀闷，咳嗽，痰多稀薄色白，兼有头痛，鼻塞，无汗，恶寒，或伴发热，口不渴；舌苔薄白而滑，脉浮紧。

治法 解表散寒，宣肺平喘。

方药 麻黄汤加减。

麻黄汤由麻黄、桂枝、杏仁、炙甘草组成。方中麻黄、桂枝散寒解表，宣肺平喘；杏仁降利肺气，与麻黄相伍，一宣一降，以复肺气之宣降，增强宣肺平喘之功；炙甘草既能调和宣降之麻杏，又能缓和麻桂相合峻烈之性，使汗出不致过猛而伤耗正气。四药合用，表寒得解，肺气宣通，诸证自平。

喘重者，加半夏、陈皮、苏子，化痰利气平喘；若寒痰阻肺，见痰白清稀量多，加细辛、生姜，温肺化痰；若咳喘重、胸满气逆者，加射干、前胡，降气平喘；若得汗而喘不平，可用桂枝加厚朴杏子汤，和营卫，利肺气；若素有寒饮内伏，复感寒邪引发者，用小青龙汤解表温里，辅以白果止咳平喘，葶苈散寒下气。

（2）表寒肺热

证候 喘逆上气，息粗鼻扇，吐痰黏稠，咳而不爽，伴形寒身热，烦闷口渴，有汗或无汗；舌质红，舌苔薄白或黄，脉浮数或滑。

治法 解表清里，化痰平喘。

方药 麻杏甘石汤加减。

麻杏甘石汤由麻黄、杏仁、石膏、炙甘草组成。方中麻黄辛甘温、宣肺解表而平喘，石膏辛甘大寒、清泄肺胃之热以生津，两药相合，既能宣肺，又能泄热；杏仁味苦，降利肺气而平喘咳；炙甘草既能益气和中，又与石膏相合而生津止渴。四药配伍，解表清里，化痰平喘。

痰热重，痰黄黏稠量多者，加瓜蒌、贝母，清热化痰平喘；痰鸣息涌者，加葶苈子、射干，泻肺平喘；辅以竹茹、薄荷，可清咽利喉，止咳化痰。

（3）痰浊阻肺

证候 喘咳痰鸣，胸中满闷，甚则胸盈仰息，痰多黏腻色白，咳吐不利，兼有呕恶纳呆，口黏不渴；苔厚腻色白，脉滑。

治法 祛痰降逆，止咳平喘。

方药 二陈汤合三子养亲汤加减。

二陈汤由半夏、陈皮、茯苓、炙甘草、生姜、乌梅组成。三子养亲汤由苏子、白芥子、莱菔子组成。二陈汤中半夏、陈皮理气燥湿化痰；茯苓健脾渗湿，使湿去脾旺，痰无由生；生姜制半夏之毒，和胃止呕；少许乌梅收敛肺气；炙甘草调和药性，兼润肺和中。三子养亲汤中苏子降气化痰，气降痰消则咳喘自平；白芥子辛温走散，利气机，通经络，温肺化痰；莱菔子降气化痰。两方合用，共奏祛痰降逆、止咳平喘之功。

痰浊壅盛，气喘难平者，加皂荚、葶苈子，涤痰除壅平喘；痰浊郁而化热，表现为痰多质黏色黄、胸中烦闷、面赤咽干等，加桑白皮、地骨皮，泻火平喘；脾虚，纳少，神疲者，加党参、白术，健脾益气，辅以焦三仙、茯苓可健脾助运，清利"生痰之源"。

（4）肝气乘肺

证候 每遇情志刺激而诱发，发时突然呼吸短促，息粗气憋，胸胁闷痛，咽中如窒，或失眠，心悸，平素多忧思抑郁；苔薄，脉弦。

治法 疏肝解郁，平喘降气。

方药 五磨饮子加减。

五磨饮子由沉香、槟榔、木香、枳实、乌药组成。方中以沉香为主药，温而不燥，行而不泄，既可降逆气，又可纳肾气，使气不复上逆；槟榔行气导滞，乌药理气顺降，共助沉香以降逆平喘；木香、枳实疏肝理气，加强开郁之力。

本证在于七情伤肝，肝气横逆上犯肺脏，而致上气喘息，其标在肺和脾胃，其本在肝，属气郁实证。肝郁气滞较重者，加柴胡、郁金、青皮，增强解郁之力；若气滞腹胀，大便秘结者，加大黄以降气通腑，即六磨汤之意；若伴有心悸、失眠者，加百合、酸枣仁、合欢花，宁心安神，辅以石菖蒲、牡丹皮可解郁化痰，清肝降火。

（5）水凌心肺

证候 喘咳气逆，倚息难以平卧，咳痰稀白，心悸，面目肢体浮肿，小便量少，怯寒肢冷，面唇青紫；舌胖暗，苔白滑，脉沉细。

治法 温阳利水，泻壅平喘。

方药 真武汤合葶苈大枣泻肺汤加减。

真武汤由附子、茯苓、白术、生姜、芍药组成。葶苈大枣泻肺汤由葶苈子、大枣组成。真武汤中以大辛大热的附子为君药，温肾助阳，以化气行水，兼暖脾土，以温运水湿；茯苓、白术健脾利湿，淡渗利水，使水气从小便而出；佐以生姜，既助附子温阳祛寒，又伍茯苓、白术以散水湿；芍药利小便，行水气。诸药合用，达到温阳利水的目的。

葶苈大枣泻肺汤中葶苈子配伍大枣，泻肺行水，下气平喘。另外，还可加桂枝、泽兰、益母草，温阳化气，活血行水。

2. 虚喘

（1）肺气虚

证候　喘促短气，气怯声低，喉有鼾声，咳声低弱，痰吐稀薄，自汗畏风，极易感冒；舌质淡红，脉弱。

治法　补肺益气，纳气平喘。

方药　生脉饮加减。

生脉饮由人参、麦冬、五味子组成。高原地区患者素体肺气虚或者久咳损耗肺气导致肺气虚者，应用生脉饮补肺益气。方中以人参为君药，益气生津以补肺；麦冬甘寒，润肺生津；人参、麦冬合用，益气养阴；五味子酸温，上能敛肺气，下能滋肾阴。三药合用，一补一润一敛，共奏益气生津、敛阴止汗之效。

气虚严重者，加用黄芪、白术，培土生金，助人参补气；恶寒、畏风，表证明显者，加荆芥、防风，解表散风；若伴呛咳，痰少质黏，烦热口干，面色潮红，舌红苔薄，脉细数，为气阴两虚，加沙参、玉竹、百合，益气养阴；若痰黏难出，加贝母、瓜蒌，润肺化痰。

（2）肾气虚

证候　喘促日久，动则喘甚，气息短促，呼多吸少，气不得续，小便常因咳甚而失禁，面青肢冷；舌淡苔薄，脉微细或沉弱。

治法　补益肺肾，纳气平喘。

方药　金匮肾气丸合参蛤散加减。

金匮肾气丸由干地黄、山茱萸、山药、附子、桂枝、泽泻、茯苓、牡丹皮组成。方中以干地黄为君，滋阴补肾；配以山茱萸、山药，补肝脾而益精血；加以附子、桂枝，以温阳化气；又配泽泻、茯苓利水渗湿泄浊，牡丹皮清泻肝火，补中寓泻，使邪去而补乃得力。全方温而不燥，滋而不腻，助阳之弱以化水，滋阴之虚以生气，使肾阳振奋。参蛤散由人参、蛤蚧组成，有纳气归肾之功。两方相合，补肾助阳，纳气平喘。

若见喘咳，口咽干燥，颧红唇赤，舌红少苔，脉细数，为肾阴虚，可用七味都气丸加减；如兼表实，痰浊壅肺，喘咳痰多，气急胸闷，苔腻，此为"上实下虚"之候，宜化痰降逆，温肾纳气，用苏子降气汤。

〔预后〕

喘证是内科的难治病证之一。喘证的证候之间存在着一定的联系。临床辨证除分清实喘、虚喘之外，还应注意寒热转化、虚实错杂。一般来说，实喘治以祛邪利气，疗效较佳；虚喘因病情复杂，且易反复发作，常使病情迁延难愈，应持之以恒地调治。

〔针灸治疗〕

1. 辨证要点

（1）**辨主症**：呼吸急促，喉中哮鸣，甚则张口抬肩，鼻翼扇动，不能平卧。

（2）**辨虚实**：实证病程短，表现为哮喘声高气粗，气息短促有力，呼出为快，体质不虚，脉象有力。虚证病程长，反复发作，表现为哮喘声低气怯，气息短促无力，深吸为快，体质虚弱，脉弱无力。

（3）**辨外感、内伤**：外感者起病急，病程短，多有表证；内伤者病程久，反复发作，多无表证。

（4）**辨兼症**：喉中哮鸣如水鸡声，痰多，色白，稀薄或多泡沫，常伴风寒表证，苔薄白而滑，脉浮紧者，为风寒外袭；喉中痰鸣如吼，胸高气粗，痰色黄或白，黏着稠厚，伴口渴，便秘，舌红，苔黄腻，脉滑数者，为痰热阻肺；喘促气短，动则加剧，喉中痰鸣，痰稀，神疲，汗出，舌淡，苔白，脉细弱者，为肺气虚；气息短促，呼多吸少，动则喘甚，耳鸣，腰膝酸软，舌淡，苔薄白，脉沉细者，为肾气虚。

2. 辨证施治

（1）实证

治法　祛邪肃肺，化痰平喘。

主穴 列缺、尺泽、肺俞、中府、定喘。

配穴 风寒外袭，配风门、合谷；痰热阻肺，配丰隆、曲池；喘甚者，配天突。

方义 手太阴经络穴列缺可宣通肺气，祛邪外出；合谷、尺泽以肃肺化痰，降逆平喘；肺俞、中府乃肺之俞募穴相配，调理肺脏，宣肺祛痰，止哮平喘，虚实之证皆可用；定喘为止哮平喘的经验效穴。

操作 毫针泻法，风寒者可加灸，痰热阻肺者可点刺放血，定喘可刺络拔罐。

（2）虚证

治法 补肺益肾，止哮平喘。

主穴 肺俞、膏肓、肾俞、太渊、太溪、足三里、定喘。

配穴 肺气虚，配气海、膻中；肾气虚，配气海、关元。

方义 肺俞、肾俞为背俞穴，可补益肺肾；膏肓为治疗慢性虚损疾病之要穴；太渊为肺经原穴，配肾经原穴太溪，可充肺肾真元之气；足三里调和胃气，以资生化之源，使水谷精微上归于肺，肺气充则自能卫外；定喘为平喘之效穴。

操作 毫针补法，可加用灸法或拔罐。

3. 其他针灸方法

（1）**穴位贴敷法**：选肺俞、膏肓、膻中、定喘。常用白芥子、甘遂、细辛等共研细末，用生姜汁调制成药饼，可放少许丁桂散，贴敷于穴位，2～3小时后取掉，以局部红晕微痛为度。

（2）**皮肤针法**：取鱼际至尺泽穴手太阴肺经循行部、第1胸椎至第2腰椎旁开1.5寸足太阳膀胱经循行部，循行叩刺，以皮肤潮红或微渗血为度。

（3）**穴位埋线法**：取肺俞、定喘、膻中，进行穴位埋线。

（4）**耳针法**：取对屏尖、肾上腺、气管、肺、皮质下、交感。每次选用3～5个穴位，毫针刺法。发作期每日1～2次，缓解期用弱刺激，每周2次。

［食疗与预防保健］

1. 平素宜调畅情志，多食清淡食物，忌食辛辣刺激及甜腻、肥腻之品。

2. 食疗——百合杏仁粥 百合甘平，润肺止咳；杏仁苦甘温，肃肺止咳平喘；白米甘凉，和胃生津。三物相合，润肺止咳，和胃调中。

3. 食疗——芡实粉粥 将芡实粉、带衣研碎的核桃、大枣入粥同煮。芡食味甘涩，益肾健脾；核桃甘温，补肾强腰；大枣甘平，补益中气。三物相合，补肾健脾。

┃病案举隅┃

某男，62岁，喘逆上气，息粗鼻扇，吐痰黄稠，伴形寒身热，烦闷口渴，无汗。舌质红，舌苔薄黄，脉滑而数。

治法 解表清里，化痰平喘。

处方 麻黄10g，杏仁10g，生石膏20g，甘草6g，瓜蒌仁10g，淡竹叶10g。7剂，水煎服，每日1剂。

经典赏析

《素问·至真要大论》："诸气膹郁，皆属于肺。"

《素问·逆调论》："夫不得卧，卧则喘者，是水气之客也。"

《灵枢·本神》："肺气虚则鼻塞不利少气，实则喘喝胸盈仰息。"

《灵枢·经脉》："肾足少阴之脉……是动则病……喝喝而喘。"

《重订严氏济生方·咳喘痰饮门·喘论治》："将理失宜，六淫所伤，七情所感，或因坠堕惊恐，度水跌仆，饱食过伤，动作用力，遂使脏气不和，荣卫失其常度，不能随阴阳出入以成息，促迫于肺，不得宣通而为喘也。"

《丹溪心法·喘》："肺以清阳上升之气，居五脏之上，通荣卫，合阴阳，升降往来，无过不及。六淫七情之所感伤，饱食动作，脏气不和，呼吸之息，不得宣畅而为喘急。亦有脾肾俱虚，体弱之人，皆能发喘。又或调摄失宜，为风寒暑湿邪气相干，则肺气胀满，发而为喘。又因痰气皆能令人发喘。治疗之法，当究其源。如感邪气，则驱散之；气郁即调顺之，脾肾虚者温理之，又当于各类而求。"

《景岳全书·杂证谟·喘促》："实喘者气长而有余，虚喘者气短而不续。实喘者胸胀气粗，声高息涌，膨膨然若不能容，惟呼出为快也；虚喘者慌张气怯，声低息短，惶惶然若气欲断，提之若不能升，吞之若不相及，劳动则甚，则惟急促似喘，但得引长一息为快也。"

《玉龙歌》："哮喘之症最难当，夜间不睡气遑遑，天突妙穴宜寻得，膻中着艾便安康。……气喘急急不可眠，何当日夜苦忧煎，若得璇玑针泻动，更取气海自然安。……吼喘之症嗽痰多，若用金针疾自和，俞府乳根一样刺，气喘风痰渐渐磨。"

《症治要穴歌》："哮喘先教中脘寻，肺俞天突中府临；气海三里俱称妙，列缺针之病不侵。"

《针灸资生经·喘》："凡有喘与哮者，为按肺俞无不酸疼，皆为谬刺肺俞，令灸而愈。……按其肺俞，云其疼如锥刺，以火针微刺之，即愈。因此，与人治哮喘，只谬肺俞，不谬他穴。"

《医学入门·杂病·内伤类·喘》："呼吸急促者谓之喘，喉中有响声者谓之哮。虚者气乏身凉，冷痰如冰；实者气壮胸满，身热便硬。"

❧ 肺胀 ❧

肺胀是多种慢性肺系疾病反复发作，迁延不愈，导致肺气胀满，不能敛降的一种病证。临床以喘息气促，胸部膨满，胸闷如塞，或唇甲发绀，心悸浮肿，甚至出现喘脱、昏迷为主要表现。

肺胀相当于西医的慢性阻塞性肺疾病、慢性肺源性心脏病等。支气管扩张、肺结核等疾病出现肺胀的临床表现时，也可参考本节内容进行辨证治疗。

［病因病机］

病位首先在肺，继则影响脾、肾，后期病及于心。病理因素主要为痰浊、水饮与血瘀互为影响，兼见同病。病程中由于肺虚卫外不固，尤易感受外邪而使病情诱发或加重。若复感风寒，则可成为外寒内饮之证。感受风热或痰郁化热，可表现为痰热证。

早期由肺而及脾、肾，多属气虚、气阴两虚；晚期以肺、肾、心为主，气虚及阳，或阴阳两虚，纯属阴虚者罕见。正虚与邪实每多互为因果，故虚实诸候常夹杂出现，每致愈发愈频，甚则持续不已。

1. 久病肺虚　久咳、久喘、久哮、肺痨等肺系慢性疾患，迁延失治，或复感寒邪导致上述疾病反复发作，久而久之，痰浊潴留，肺气壅滞，肺气胀满不能敛降，而成肺胀。

2. 痰夹血瘀　久病导致肺气虚或高原素体气虚或红细胞增多等皆能导致血瘀，痰瘀相结于肺，滞留于心而成肺胀。

［临床表现］

早期为疲劳或活动后有心悸气短，随着病情进展，逐渐出现胸部膨满，憋闷如塞，心悸气急加重或有发绀；进一步发展可出现下肢浮肿和腹水。

病变后期，喘咳上气进一步加重，倚息不能平卧，痰多，发绀明显，头痛，有时烦躁不安，有时意识模糊，或嗜睡或谵语。

［诊断与鉴别诊断］

（一）诊断要点

1. 有长期慢性咳喘病史及反复发作史；发病年龄多为老年人，中青年少见。
2. 典型的临床表现为胸部膨满，胀闷如塞，喘咳上气，痰多，烦躁，心悸等，以咳、痰、喘、胀为特征。

3. 常因外感而诱发，其中以寒邪为主；过劳、暴怒、炎热等也可诱发本病。

4. 肺功能、X 线检查、肺部 CT 检查等有助于本病的诊断。

（二）鉴别诊断

1. **哮病** 是一种发作性的痰鸣气喘疾患，常突然发病，迅速缓解，且以夜间发作多见。其证候特点与肺胀的喘咳上气显著不同。哮病可发展为肺胀。

2. **喘证** 以呼吸困难为主要表现，见于多种急慢性疾病的过程中，常为某些疾病的重要主症和治疗的重点。肺胀由多种慢性肺系疾病迁延不愈发展而来，喘咳上气仅是肺胀的一个症状。

〔辨证论治〕

（一）辨证要点

1. **辨标本虚实** 肺胀总体属于标实本虚。发作时偏于标实，平时偏于本虚。标实为痰浊、瘀血，早期痰浊为主，渐而痰瘀并重，并可兼见气滞、水饮错杂为患。后期痰瘀壅盛，正气虚衰，本虚与标实并重。

2. **辨脏腑阴阳** 肺胀的早期以气虚或气阴两虚为主，病位在肺、脾、肾，后期气虚及阳，以肺、肾、心为主，或阴阳两虚。

（二）治疗原则

标实者，根据病邪的性质，分别采取祛邪宣肺、降气化痰、温阳利水、活血祛瘀等法；本虚者，当以补养心肺、益肾健脾为主，或气阴兼调，或阴阳兼顾。

（三）分型论治

1. 外寒内饮

证候 咳逆喘满不得卧，气喘气急，咳痰白稀，呈泡沫状，胸部膨满，口干不欲饮，周身酸楚，恶寒，面色青暗；舌体胖大，舌质暗淡，舌苔白滑，脉浮紧。

治法 温肺散寒，降逆涤痰。

方药 小青龙汤加减。

小青龙汤由麻黄、桂枝、干姜、细辛、五味子、芍药、半夏、炙甘草组成。方中麻黄、桂枝发汗散寒以解表邪，且麻黄又能宣发肺气而平喘咳，桂枝温阳以化内饮；干姜、细辛温阳化饮，兼助麻、桂解表；五味子酸收敛气，芍药和营养血；半夏燥湿化痰，和胃降逆；炙甘草益气和中，调和诸药。诸药合用，风寒解，营卫和，水饮去，宣降有权，则诸证自平。

若风寒表证较轻，但咳而上气，喉中如水鸡声，予射干麻黄汤加减；若饮壅化热，烦躁而喘，脉浮，加淡竹叶，清热除烦。

2. 痰瘀阻肺

证候 咳嗽痰多，色白或呈泡沫状，喉间痰鸣，喘息不能平卧，胸部膨满，憋闷如塞，面色灰暗，唇甲发绀；舌质暗或暗紫，舌下瘀筋增粗，苔腻，脉弦滑。

治法 涤痰祛瘀，泻肺平喘。

方药 葶苈大枣泻肺汤合桂枝茯苓丸加减。

葶苈大枣泻肺汤由葶苈子、大枣组成。桂枝茯苓丸由桂枝、牡丹皮、赤芍、桃仁、茯苓组成。葶苈大枣泻肺汤中葶苈子涤痰除壅，以开泄肺气；佐大枣甘温安中，缓和药性，使泻不伤正。桂枝茯苓丸中桂枝温通经脉而行瘀滞；牡丹皮、赤芍、桃仁助桂枝通血脉，化瘀滞；茯苓消痰利水，渗湿健脾，以助化瘀之力；白蜜为丸，缓和药性。两方相合，痰去瘀除，泻肺平喘。

痰浊显著者，加三子养亲汤，化痰下气平喘；若痰瘀郁而化热，表现为痰黏不易咳出，加桑白皮、瓜蒌皮，清热化痰，泻肺平喘；若痰热伤津，口舌干燥，加天花粉、知母，清热生津润燥；若腑气不利，大便不畅，加大黄、厚朴，以通腑除壅。

3. 肺肾气虚

证候 呼吸浅短难续，咳声低怯，胸满短气，甚则张口抬肩，倚息不能平卧，咳嗽，痰白如沫，咳吐不利，心慌，形寒汗出，面色晦暗；舌淡或暗紫，苔白润，脉沉细无力，或有结代。

治法　补肺纳肾，降气平喘。

方药　补虚汤合参蛤散加减。

补虚汤由人参、黄芪、茯苓、甘草、干姜、半夏、厚朴、陈皮组成。参蛤散由人参、蛤蚧组成。方中用人参、黄芪、茯苓、甘草补益脾肺之气；蛤蚧补肺益肾，纳气平喘；干姜、半夏温肺化饮；厚朴、陈皮行气消痰，降逆平喘。诸药合用，补肺纳肾，降气平喘。

瘀血症状明显者，加桃仁、川芎，活血化瘀；若肺有虚寒，怕冷，舌质淡，加桂枝、细辛，温阳散寒；兼阴伤，低热，舌红苔少，加麦冬、玉竹、知母，养阴清热。

4. 肺脾气虚

证候　咳嗽，痰白泡沫状，少食乏力，自汗怕风，面色少华，腹胀，便溏；舌体胖大或有齿痕，舌苔白，脉细或脉缓。

治法　补肺健脾，降气化痰。

方药　六君子汤加减。

六君子汤由人参、白术、茯苓、炙甘草、半夏、陈皮组成。方中人参甘温益气，健脾养胃；白术健脾燥湿，加强益气助运之力；茯苓甘淡，健脾渗湿；炙甘草益气和中；半夏、陈皮燥湿化痰。诸药合用，补肺健脾，降气化痰。

气喘严重者，加炙麻黄、苏子，降气平喘；痰多者，加三子养亲汤，化痰下气平喘。

〔预后〕

本病预后受患者的体质、病情、环境等影响。凡体质强，病情轻，治疗得当，摄生有方，重视康复者，病情基本稳定，反之则迁延恶化。

〔针灸治疗〕

1. 辨证要点

（1）**辨主症**：咳喘上气，胸闷胀满，面目虚浮，甚者口唇、爪甲青紫，气短不续，喘息抬肩。

（2）**辨标本虚实**：总体而言，该病属于本虚标实之证；外感六淫、饮食失宜、劳倦过度、情志失调等为诱发本病的外因。年老、久病本虚患者，肺气亏虚，卫外不固，或者患者嗜烟，损伤肺脏，卫外功能减弱，六淫之邪反复乘袭，肺气更伤，诱使喘证发作，加之肺、脾、肾等脏腑虚损，津液运化，输布失常，痰浊内生。气虚无力行血，则瘀血阻络，病情日益加重，最终气虚、肺伤、痰瘀互结成为了此证的病理基础。

（3）**辨兼症**：咳嗽痰多色白呈泡沫，短气喘息，伴脘痞纳少，舌淡苔薄腻，脉滑者，为痰浊壅肺；咳逆喘息气粗，烦躁胸满，痰黄黏稠，伴口渴便干，舌红苔黄，脉滑数者，为痰热郁肺；神志恍惚谵妄，烦躁不安，表情淡漠，苔白腻或黄腻，舌暗红或淡紫，脉细滑数者，为痰蒙神窍；呼吸浅短难续，声低气怯，甚则张口抬肩，不能平卧，舌淡或暗紫，脉沉细数无力或结代者，为肺肾气虚；面浮肢肿，甚则一身悉肿，心悸喘咳，痰稀尿少，苔白滑，舌胖质暗，脉沉细者，为阳虚水泛。

2. 辨证施治

治法　降逆平喘，扶正祛邪。

主穴　肺俞、足三里、定喘、太渊、膻中、天突、中府。

配穴　痰浊壅肺，配丰隆、大椎；痰热郁肺，配合谷、曲池；痰蒙神窍，配十宣、涌泉；肺肾气虚，配肾俞、气海；阳虚水泛，配关元、肾俞。

方义　肺俞为肺之背俞穴，中府为肺之募穴，俞募相配，对肺胀的治疗有一定效果；太渊为肺经原穴、输穴，主喘咳胸满，故可降逆平喘；足三里为足阳明胃经合穴，主逆气而泻，故对肺胀有一定治疗作用；定喘为经外奇穴，有平喘之功；天突、膻中为任脉之穴，可治咳逆上气。

操作　足三里用毫针补法，余穴可用平补平泻或泻法。

3. 其他针灸方法

（1）**灸法**：取肺俞、足三里、定喘、关元等穴，每次取 2～3 穴，施以隔姜灸或雀啄灸，以皮肤潮红为度。

（2）**拔罐法**：取背部第 1～12 胸椎两侧足太阳膀胱经第一侧线，用留罐法，至皮肤瘀血为度。或选取大杼至膈俞，用走罐法，至局部皮肤潮红为度。

（3）**穴位埋线**：取肺俞、足三里、丰隆、肾俞等穴，进行穴位埋线，每月 1 次。

（4）**穴位贴敷**：选肺俞、膏肓、膻中、定喘、肾俞。常用白芥子、甘遂、细辛等共研细末，用生姜汁调制成药饼，可放少许丁桂散，贴敷于穴位，2～3 小时后取掉，以局部红晕微痛为度。

（5）**耳针法**：取肾上腺、气管、肺、皮质下、交感。每次选用 3～5 穴，毫针刺法或压丸法。

〔食疗与预防保健〕

1. 重视原发疾病治疗，预防感冒。平素节饮食，调情志，戒烟酒，加强体育锻炼。

2. 食疗——杏仁甘露 杏仁味苦，性微温，归肺、大肠经，具有止咳平喘、润肠通便的功效。取等量的苦杏仁和冰糖，将杏仁捣碎，然后加上冰糖，文火熬制，晾干后可成块状，早晚适量食用，对于肺胀患者有保健效果。

| 病案举隅 |

某男，45 岁，咳逆喘满，不能平卧，气喘气急，咳痰白稀，呈泡沫状，胸部膨满，口干不欲饮，周身酸楚，恶寒，面色青暗。舌体胖大，舌质暗淡，舌苔白滑，脉浮紧。

治法 温肺散寒，降逆涤痰。

处方 麻黄 10g，桂枝 10g，干姜 15g，细辛 10g，百合 10g，五味子 6g，半夏 6g，炙甘草 6g。7 剂，水煎服，每日 1 剂。

经典赏析

《素问·大奇论》："肺之雍，喘而两胠满。"

《金匮要略·肺痿肺痈咳嗽上气病脉证治》："上气喘而躁者，属肺胀，欲作风水，发汗则愈。"

《针灸甲乙经·五脏六腑胀》："肺胀者，肺俞主之，亦取太渊。"

《诸病源候论·气病诸候·上气鸣息候》："肺主于气，邪乘于肺则肺胀，胀则肺管不利，不利则气道涩，故气上喘逆，鸣息不通。"

《黄帝明堂灸经·正人形第十六》："太泉二穴……主胸中气满，不得卧，肺胀满膨膨然，目中白翳，掌中热，胃气上逆，唾血及狂言，肘中痛。"

《圣济总录·肺脏门·肺胀》："其证气胀满，膨膨而喘咳。"

《丹溪心法·咳嗽》："肺胀而嗽，或左或右，不得眠，此痰挟瘀血，碍气而病。""有嗽而肺胀，壅遏不得眠者，难治。"

《针灸大全·窦文真公八法流注·八法主治病证》："吼喘气满，肺胀不得卧，俞府二穴、风门二穴、太渊二穴、膻中一穴、中府二穴、三里二穴。"

《寿世保元·痰喘》："肺胀喘满，膈高气急，两胁煽动，陷下作坑，两鼻窍张，闷乱嗽渴，声嘎不鸣，痰涎壅塞。"

《证治汇补·胸膈门·咳嗽》："肺胀者，动则喘满，气急息重，或左或右，不得眠者是也。如痰挟瘀血碍气，宜养血以流动乎气，降火以清利其痰，用四物汤加桃仁、枳壳、陈皮、栝蒌、竹沥。又风寒郁于肺中，不得发越，喘嗽胀闷者，宜发汗以祛邪，利肺以顺气，用麻黄越婢加半夏汤。有停水不化，肺气不得下降者，其症水入即吐，宜四苓散加葶苈、桔梗、桑皮、石膏。有肾虚水枯，肺金不敢下降而胀者，其症干咳烦冤，宜六味丸加麦冬、五味。"

第五节 ⤳ **肺痨** ⤝

肺痨是指由于正气虚弱，感染痨虫侵蚀肺脏所致的，以咳嗽、咯血、潮热、盗汗及身体逐渐消瘦等症为主要临床表现，具有传染性的慢性消耗性疾病。

肺痨相当于西医的肺结核，在高原地区较为常见。流行病学调查结果显示，西藏自治区结核病的发病率居全国首位，90% 的患者在农牧区。

〔病因病机〕

中医学上，肺痨的致病因素主要包括感染痨虫和正气虚弱两个方面，并可互为因果。

1. 痨虫感染　感染痨虫是结核病发病必不可少的原因，呼吸道传播是其主要传播途径。

2. 正气虚弱　正虚是发病的基础，是痨虫入侵和因其发病的主要内因。正气虚弱可能和先天禀赋不足、病后失养、营养不良有关。

肺痨的发病部位主要在肺，病久累及脾、肾。脾为肺之母，肺痨日久，子盗母气，则脾气亦虚，可见神疲、食少、便溏等；肾为肺之子，肺虚致肾失滋生之源，或肾虚相火灼金，上耗母气，则可见肺肾两虚，出现骨蒸、潮热、男子遗精、女子月经不调等症。肺虚不能制肝，肾虚不能养肝，还会出现肝火上炎的症状；肺肾阴虚，虚火上炎，还可出现虚烦不寐、盗汗等症。

本病病理性质的重点以阴虚火旺为主，并可导致气阴两虚，甚则阴损及阳。一般来说，初起病变在肺，肺体受损，肺阴亏耗，继而导致阴虚火旺，如阴伤及气，甚则阴损及阳，则见气阴两虚或阴阳两虚之候。

〔临床表现〕

以咳嗽、咯血、潮热、盗汗、身体逐渐消瘦为主要症状。病情轻者，诸症间作，重者相继发生，或兼见并存。

〔诊断与鉴别诊断〕

（一）诊断要点

1. 主症为咳嗽、咯血、潮热、身体明显消瘦。
2. 常有与肺痨患者长期接触史。
3. 痰涂片或痰培养是诊断肺痨最可靠的依据。X 线摄片可见结核病灶并了解病情进展。血沉、结核菌素试验有助于诊断。

（二）鉴别诊断

1. 肺痿　肺痿是多种慢性肺系疾病如肺痈、肺痨、咳嗽等日久导致肺叶痿弱不用，临床以咳吐浊唾涎沫为特征，不具传染性。

2. 肺痈　肺痈是肺叶形成脓疡，临床以咳嗽、发热、胸痛、咳吐腥臭浊痰，甚则脓血相间为特征，为急性病，病程较短。

3. 虚劳　两病都具有消瘦、疲乏、食欲不振等虚证特征。虚劳病缘于内伤亏损，是多种慢性疾病虚损证候的总称。肺痨病位在肺，而虚劳五脏并重，以肾为主。肺痨的病理主要在阴虚，不同于虚劳的阴阳并重。

〔辨证论治〕

（一）辨证要点

1. 辨病理属性　区别阴虚、阴虚火旺、气虚的不同，掌握肺与脾、肾的关系。临床以肺阴亏损常见，进一步发展为阴虚火旺，或气阴耗伤，甚至阴阳两虚。

2. 辨主症　临床应根据咳嗽、咯血、潮热、盗汗四大主症的主次轻重及其病理特点，结合其他兼症，辨其证候所属。

（二）治疗原则

补虚培元、抗痨杀虫为治疗肺痨的基本原则，尤需重视补虚培元，增强正气，以提高抗病能力。治疗大法应根据"主乎阴虚"的病理特点，以滋阴为主，火旺者兼以降火，若合并气虚、阳虚，则当同时兼顾。

（三）分型论治

1. 肺阴亏虚

证候 干咳，咳声短促，或咳少量黏痰，或痰中带血丝或血点，色鲜红，胸部隐隐闷痛，午后手足心热，皮肤干灼，口干咽燥，或有轻微盗汗；舌边尖红苔薄，脉细或兼数。

治法 滋阴润燥，补肺止咳。

方药 月华丸加减。

月华丸由沙参、麦冬、天冬、生地、熟地、百部、獭肝、川贝、桑叶、白菊花、阿胶、三七、茯苓、山药组成，具有补虚抗痨、滋阴镇咳、化痰止血之功，是治疗肺痨的基本方。方中沙参、麦冬、天冬、生地、熟地滋阴润肺；獭肝益肺止血；百部、川贝润肺止咳兼能杀虫；桑叶、白菊花清肺止咳；阿胶、三七止血和营；茯苓、山药健脾补气，以资生化之源。

若咳频而痰少质黏者，加甜杏仁、海蛤壳，润肺止咳；痰中带血丝较多者，加白及、仙鹤草，和络止血；若低热不退，加银柴胡、胡黄连，以清热除蒸。

2. 阴虚火旺

证候 呛咳气急，痰少质黏，或吐稠黄痰，量多，时时咯血，血色鲜红，午后潮热，骨蒸，五心烦热，颧红，盗汗，口渴，心烦，急躁易怒，或胸胁掣痛，男子可见遗精，女子月经不调，形体日渐消瘦；舌红而干，苔薄黄或剥，脉细数。

治法 滋阴润肺，降火除烦。

方药 百合固金汤加减。

百合固金汤由百合、生地、熟地、麦冬、当归、白芍、贝母、玄参、桔梗、生甘草组成。方中百合、麦冬滋阴清热，润肺止咳；生地、熟地配伍既能滋阴养血，又能清热凉血；当归治咳逆上气，伍白芍以养血和血；贝母润肺化痰止咳；玄参滋阴凉血清虚火；桔梗载药上行，清利咽喉，化痰散结；生甘草清热泻火，调和诸药。

若火旺较甚，热势明显升高，加胡黄连、黄芩，清热泻火；咳痰黄稠，加桑白皮、知母、鱼腥草，清化痰热；咳血较重者，加大黄炭、地榆炭，凉血止血；盗汗明显者，加乌梅、浮小麦，敛营止汗。

3. 气阴耗伤

证候 咳嗽无力，气短声低，咳痰清稀色白，偶或夹血，或咯血，血色淡红，午后潮热，伴有畏风、怕冷，自汗与盗汗并见，纳少神疲，便溏，面色㿠白，颧红；舌质淡、边有齿痕，苔薄，脉细弱而数。

治法 益气养阴，补肺健脾。

方药 保真汤加减。

保真汤由人参、黄芪、白术、赤白茯苓、甘草、天冬、麦冬、生地、熟地、当归、赤白芍、地骨皮、黄柏、知母、五味子、柴胡、莲心、厚朴、陈皮、生姜、大枣组成。方中人参、黄芪、白术、赤白茯苓、甘草补肺益肾，培土生金；天冬、麦冬、生地、熟地、当归、赤白芍育阴养荣，填补精血；地骨皮、黄柏、知母、五味子、柴胡、莲心滋阴清热；厚朴、陈皮理气运脾。

痰多、质稀，加半夏、燥湿化痰；咯血量多者，加仙鹤草、蒲黄、三七，补气摄血；纳少腹胀、大便溏薄，加扁豆、薏苡仁、山药，甘淡健脾。

4. 阴阳两虚

证候 咳逆喘息少气，咳痰色白，或夹血丝，血色暗淡，潮热，自汗，盗汗，声嘶或失音，面浮肢肿，心慌，唇紫，形寒肢冷，或见五更泄泻，口舌生糜，身体消瘦，男子滑精、阳痿，女子经少、经闭；舌质光淡隐紫，少津，脉微细而数，或虚大无力。

治法 益气扶正，养阴补阳。

方药 补天大造丸加减。

补天大造丸由党参、黄芪、白术、茯苓、山药、白芍、当归、熟地黄、枸杞、龟甲、鹿角胶、紫河车、酸枣仁、远志组成。方中党参、黄芪、白术、茯苓、山药以补脾肺之气；白芍、当归、熟地黄、枸杞、龟甲培补阴精，以滋养阴血；鹿角胶、紫河车助真阳而填精髓；酸枣仁、远志敛阴止汗，宁心止悸。

若肾虚气逆喘息者，加蛤蚧、五味子，摄纳肾气以定喘；阳虚血瘀水泛者，予真武汤合五苓散，温阳化瘀行水；五更泄泻者，加煨肉豆蔻、补骨脂，以补火暖土。

〔预后〕

若正气旺盛，或得到及时正确的治疗，本病可逐渐康复。若邪盛正虚，病情可进行性加重，逐渐恶化。

〔针灸治疗〕

1. 辨证要点

（1）**辨主症**：咳嗽、咯血、潮热、盗汗、身体日渐消瘦。

（2）**辨病位**：在肺者以肺阴亏损为多见，肺损及脾者以气阴耗伤为主，肺肾两伤者以阴虚火旺为主。

（3）**辨兼症**：干咳，咳声短促，痰中偶带血，伴午后手足心热，胸部隐隐闷痛，舌苔薄，舌边尖质红，脉细数者，为肺阴亏损；咳呛气急，痰少质黏，咯血色鲜红，伴五心烦热，盗汗口渴，心烦失眠，男子见遗精，女子月经不调，舌红绛质干，苔薄黄或剥，脉细数者，为虚火灼肺；咳嗽无力，气短声低，痰中偶夹血，血色淡红，伴午后潮热，颧红，舌质嫩红、边有齿印，苔薄，脉细弱而数者，为气阴耗伤；咳逆喘息少气，痰中或夹血，血色暗淡，潮热形寒，自汗，面浮肢肿，心慌唇紫，五更腹泻，男子滑精阳痿，女子经少经闭，舌光质红少津，或舌淡体胖有齿痕，脉微细数，或虚大无力者，为阴阳两虚。

2. 辨证施治

治法　补虚培元。

主穴　肺俞、足三里、膏肓。

配穴　肺阴亏损，配列缺、尺泽；虚火灼肺，配合谷、大椎；气阴耗伤，配三阴交、气海；阴阳两虚，配太溪、关元；咳嗽，配中府；咯血，配孔最；潮热，配阴郄；盗汗，配复溜。

方义　肺俞为肺的背俞穴，足三里为足阳明胃经合穴，膏肓为足太阳膀胱经第二侧线腧穴，三穴相配伍，符合虚则补其母的治疗原则。

操作　可用毫针补法，或可加灸法。

3. 其他针灸方法

灸法　取肺俞、膏肓、百劳、身柱、中府、足三里等穴位，可进行直接灸、温针灸、隔蒜灸以及太乙神针灸。

〔食疗与预防保健〕

1. 本病预防重于治疗，儿童时期接种卡介苗预防结核病。

2. 食疗——雪梨海蜇汤　雪梨性凉，味甘、酸，归肺、胃经，具有生津润燥、止咳化痰的作用；甜杏仁性平，味甘，归肺、大肠经，具有润肺止咳的作用；海蜇皮性温，味咸、涩，归肝经，具有祛湿消积化痰的作用。取雪梨1个，甜杏仁10g，海蜇皮60g，蜜糖适量，将雪梨片、甜杏仁、海蜇皮放入砂锅中，加水煎沸10～15分钟，调入蜜糖即成，每日1剂。三者合用，润肺养阴化痰，对肺阴亏虚型肺痨患者有良好保健功效。

3. 食疗——天地大补肺汤　生地性寒，味甘、苦，归心、肝、脾经，具有清热凉血、养阴生津的作用；天门冬性寒，味甘、苦，归肺、肾经，具有养阴润燥、清火生津的作用；大米性平，味甘，归脾、胃经，具有补中养胃的作用；三者相合，补中养胃，滋阴清火。生地、天门冬各30g，洗净煎汤取汁，入大米100g煮成稀粥，1日内分顿服用，对阴虚火旺型肺痨患者有良好的保健功效。

┃病案举隅┃

某女,35岁，呛咳，痰少质黏，时时咯血，血色鲜红，午后潮热，五心烦热，颧红，盗汗，口渴，心烦，急躁易怒，自述近2个月体重下降明显，舌红而干，苔薄黄，脉细数。

治法　滋阴降火，清热除烦。

处方　百合15g，生地15g，熟地15g，当归10g，白芍10g，桔梗10g，黄芩10g，地榆炭10g。7剂，水煎服，每日1剂。

经典赏析

《外台秘要·传尸方》："大都此病相克而生，先内传毒气，周遍五脏，渐就羸瘦，以至于死，死讫复易家亲一人，故曰传尸，亦名转注，以其初得，半卧半起，号曰殗殜，气急咳者，名曰肺痿，骨髓中热，称为骨蒸，内传五脏，名之伏连，不解疗者，乃至灭门。"

《圣济总录·针灸门·治骨蒸灸法》："骨蒸疰癖，灸两肩井二穴，若人面热带赤色者，灸之即瘥。"

《重订严氏济生方·诸虚门·劳瘵论治》："夫痨瘵一证，为人之大患，凡受此病者，传变不一，积年染疰，甚至灭门，可胜叹哉！大抵合而言之，曰传尸，别而言之，曰骨蒸、殗殜、复连、尸疰、劳疰、蛊疰、毒疰、热疰、冷疰、食疰、鬼疰是也。"

《扁鹊神应针灸玉龙经·劳证》："传尸劳病最难医，涌泉穴内没忧疑。痰多须向丰隆泻，喘气丹田亦可施。"

《世医得效方·大方脉杂医科·自汗》："癸亥夜二更，六神皆聚之时……谓之腰眼……每灼小艾炷七壮。虫或吐出或泻下，即安！"

《古今医鉴·虚劳》："治之之法，惟滋阴降火，是澄其源也；消痰和血，取积追虫，是洁其流也。……医者可不以补虚为主，而兼去邪矣乎？"

《医学入门·杂病·内伤类·痨瘵》："潮汗咳（或见血，或遗精）泄分轻重（轻者六症间作，重者六症兼作）。"

《红炉点雪·取火法》："凡痰火骨蒸痨瘵，梦遗盗汗传尸等症，宜灸四花六穴，膏肓二穴，肾俞二穴……但得穴真，无不验也。"

《明医杂著·劳瘵》："色欲过度，损伤精血，必生阴虚火动之病，睡中盗汗，午后发热，哈哈咳嗽，倦怠无力，饮食少进，甚则痰涎带血，咯吐出血，或咳血、吐血、衄血，身热脉沉数，肌肉消瘦，此名劳瘵。最重难治，轻者必用药数十服，重者期以岁年，然必须病人爱命，坚心定志，绝房室，息妄想，戒恼怒，节饮食，以自培其根，否则虽服良药，亦无用也。此病治之于早则易，若到肌肉销铄，沉困着床，沉伏细数，则难为矣。"

《针灸逢源·群书汇粹·症治要穴歌》："痨瘵传尸灸四花，膏肓肺俞实堪夸，大椎穴并三椎骨（身柱穴），鬼眼功多用勿差。"

第六节 高原肺水肿

高原肺水肿属于高原病的一种，是人初次进入高原或重返高原后，因缺氧导致的肺血管收缩而出现的一系列肺功能障碍及相关并发性疾病。高原肺水肿是高原病的常见死亡原因，随着海拔的升高，发病率逐渐增加。高原肺水肿属于中医的痰饮病范畴。

〔病因病机〕

中医学认为，海拔升高引起的清气不足或感冒是高原肺水肿的主要病因。

清气不足或感冒导致肺主气功能失常，从而难以司呼吸、贯心脉，以致心肺气虚、肺脾气虚，甚至肾气不固。基于气与血液运行和津液输布的密切关系，在气虚基础上又可形成瘀血、痰饮、水湿等标实的病理产物，最终形成本虚标实的一系列病理变化。因此，清气不足导致肺失宣降是高原肺水肿的基本病机，气虚又可兼夹瘀、湿、痰，最终形成高原肺水肿。同时，若患者素体脾肾阳气不足，初上高原，气候寒冷，会加重脾肾阳虚，导致脾肾温化水饮的功能失常，这也是加重高原肺水肿的重要因素。高原肺水肿的病位主要在肺，又与心、脾、肾关系密切。

〔临床表现〕

高原肺水肿症状通常开始于上升至相应海拔高度后的第2～5天。早期主要表现为咳嗽、胸痛、运动后呼吸困难、运动能力突然降低或伴有发热，进而发展到休息时呼吸困难。咳嗽通常为干咳。若患者出现端坐呼吸，干咳会变成湿咳，甚至咳粉红色泡沫痰，说明累及于心。

〔诊断与鉴别诊断〕

（一）诊断要点

1. 有初上高原或再次上高原的病史。
2. 出现咳嗽、胸痛甚至呼吸困难等症状。
3. 听诊患者心动过速，胸部有杂音，早期吸气音可能在中间部位，有时则在一侧，后来吸气音变得弥漫。X线摄片和CT检查有助于明确诊断。

（二）鉴别诊断

外感咳嗽　外感咳嗽除咳嗽症状外，早期可伴有咳痰，同时伴有恶寒、发热、鼻塞、流涕等表证，一般无呼吸困难。高原肺水肿除咳嗽外，有胸痛、活动后呼吸困难，甚至静息时呼吸困难，同时可伴有紧张情绪。

〔辨证论治〕

（一）辨证要点

1. **辨病位**　高原肺水肿的病位主要在肺，但可累及心、脾，甚至是肾。
2. **辨兼夹症**　气虚是高原肺水肿的基本病机。若患者咳嗽痰多，提示气虚水停伴有痰湿；若患者口唇、指甲青紫，舌质紫暗，提示气虚夹瘀；甚或气虚夹痰夹瘀并见。

（二）治疗原则

首先是吸氧或降低海拔，或两项同时进行。然后根据高原肺水肿的病机，治疗当以益气为主，同时根据兼夹症状而益气活血或温阳化饮。

（三）分型论治

1. **外寒内饮**

证候　咳嗽，气喘气急，咳痰白稀，呈泡沫状，胸部膨满，口干不欲饮，周身酸楚，恶寒，面色青暗；舌体胖大，舌质暗淡，舌苔白滑，脉浮紧。

治法　温肺散寒，降逆涤痰。

方药　小青龙汤加减。

小青龙汤由麻黄、桂枝、干姜、细辛、炙甘草、半夏、五味子、芍药组成。方中麻黄、桂枝发汗散寒以解表邪，且麻黄又能宣发肺气而平喘咳，桂枝温阳以化内饮；干姜、细辛温肺化饮，兼助麻、桂解表；五味子酸收敛气，芍药和营养血；半夏燥湿化痰，和胃降逆；炙甘草益气和中，调和诸药。诸药合用，温肺散寒，降逆涤痰。

肺气虚明显，表现为气短声低、咳嗽无力者，加用生脉饮。后期治疗时，辅以柴胡、合欢皮，解郁疏肝，宁心安神。

2. **水凌心肺**

证候　喘咳气逆，倚息难以平卧，咳痰稀白，心悸，面目肢体浮肿，小便量少，怯寒肢冷，面唇青紫；舌胖暗，苔白滑，脉沉细。

治法　温阳利水，泻壅平喘。

方药　真武汤合葶苈大枣泻肺汤加减。

真武汤由附子、茯苓、白术、生姜、芍药组成。葶苈大枣泻肺汤由葶苈子、大枣组成。真武汤中附子温肾助阳，以化气行水，兼暖脾土，以温运水湿；茯苓、白术健脾利湿，淡渗利水，使水气从小便而出；佐以生姜，既助附子温阳祛寒，又伍茯苓、白术以散水湿；芍药利小便，行水气。诸药合用，达到温阳利水的目的。葶苈大枣泻肺汤中葶苈子配伍大枣，泻肺行水，下气平喘。

另外，还可加桂枝、泽兰、益母草温阳化气，活血行水；辅以泽泻、车前草，利湿降浊，减轻心肺负担。

〔预后〕

若患者得到及时救治，预后较好，反之患者会因心肺功能衰竭或其他并发症而死亡。

〔针灸治疗〕

1. 辨证要点

（1）**辨主症**：咳嗽、胸痛、运动后呼吸困难、运动耐量下降，进而发展到休息时呼吸困难。

（2）**辨虚实**：实证病程短，气息短促有力，体质不虚，脉象有力；虚证病程长，反复发作，气息短促无力，体质虚弱，脉弱无力。

（3）**辨兼症**：咳嗽，痰多白稀，呈泡沫状，胸部膨满，口干不欲饮，舌体胖大，舌质暗淡，舌苔白滑，脉浮紧，为外寒内饮；气息短促，动则加剧，痰稀，呼多吸少，动则喘甚，耳鸣，腰膝酸软，舌淡，苔薄白，脉细弱者，为肺肾气虚。

2. 辨证施治

| 治法 | 温肺利水，降逆平喘。 |

| 主穴 | 肺俞、膏肓俞、定喘、尺泽、阴陵泉、复溜。 |

| 配穴 | 外寒内饮，配风池、水分；肺肾气虚，配膻中、气海、肾俞。 |

| 方义 | 肺俞为背俞穴，可补益肺气；膏肓俞为治疗慢性虚损疾病之要穴；定喘为平喘之效穴；尺泽为手太阴肺经的合穴，可以肃肺化痰，降逆平喘；阴陵泉为足太阴脾经的合穴，以理脾健运，祛湿利水；复溜为足少阴肾经经穴，肾主水，为气化之本，可利水消肿。 |

| 操作 | 毫针实泻虚补。可加用灸法。 |

3. 其他针灸方法

| 灸法 | 取肺俞、膏肓俞、肾俞、定喘、膻中、阴陵泉。施以温和灸或温针灸。 |

〔食疗与预防〕

1. 进入高原时，缓慢上升、吸氧是预防高原肺水肿的主要措施。

2. 食疗 红景天味甘、苦，性平，归肺、心经，具有益气活血、通脉平喘的作用。泡水喝可起到抗缺氧的功效，对于预防高原肺水肿有明确疗效。

▌病案举隅▐

某男，40岁，喘咳气逆，不能平卧，咳痰稀白，心悸，面目肢体浮肿，小便量少，怯寒肢冷，面唇青紫；舌胖暗，苔白滑，脉沉细。

| 治法 | 温阳利水，泻壅平喘。 |

| 方药 | 制附子10g，红花6g，茯苓15g，炒白术15g，生姜10g，白芍10g，葶苈子10g，大枣10g。7剂，水煎服，每日1剂。 |

经典赏析

《金匮要略·痰饮咳嗽病脉证并治》："问曰：夫饮有四，何谓也？师曰：有痰饮，有悬饮，有溢饮，有支饮。问曰：四饮何以为异？师曰：其人素盛今瘦，水走肠间，沥沥有声，谓之痰饮。饮后水流在胁下，咳唾引痛，谓之悬饮。饮水流行，归于四肢，当汗出而不汗出，身体疼重，谓之溢饮。咳逆倚息，短气不得卧，其形如肿，谓之支饮。水在心，心下坚筑，短气，恶水不欲饮。水在肺，吐涎沫，欲饮水。水在脾，少气身重。水在肝，胁下支满，嚏而痛。水在肾，心下悸。夫心下有留饮，其人背寒冷如手大。留饮者，胁下痛引缺盆，咳嗽则辄已。胸中有留饮，其人短气而渴，四肢历节痛。脉沉者，有留饮。膈上病痰，满喘咳吐，发则寒热，背痛腰疼，目泣自出，其人振振身瞤剧，必有伏饮。夫病人饮水多，必暴喘满。凡食少饮多，水停心下，甚者则悸，微者短气。脉双弦者，寒也，皆大下后善虚；脉偏弦者，饮也。肺饮不弦，但苦喘短气。支饮亦喘而不能卧，加短气，其脉平也。病痰饮者，当以温药和之。"

《金匮要略·水气病脉证并治》："问曰：病者苦水，面目身体四肢皆肿，小便不利，脉之，不言水，反言胸中痛，气上冲咽，状如炙肉，当微咳喘，审如师言，其脉何类？师曰：寸口脉沉而紧，沉为水，紧为寒，沉紧相搏，结在关元，始时当微，年盛不觉，阳衰之后，荣卫相干，阳损阴盛，结寒微动，肾气上冲，喉咽塞噎，胁下急痛。医以为留饮而大下之，气击不去，其病不除。后重吐之，胃家虚烦，咽燥欲饮水，小便不利，水谷不化，面目手足浮肿，又与葶苈丸下水，当时如小差，食饮过度，肿复如前，胸胁苦痛，象若奔豚，其水扬溢，则浮咳喘逆。当先攻击冲气，令止，乃治咳；咳止，其喘自差。""师曰：寸口脉迟而涩，迟则为寒，涩为血不足。趺阳脉微而迟，微则为气，迟则为寒，寒气不足，则手足逆冷；手足逆冷，则荣卫不利；荣卫不利，则腹满肠鸣相逐，气转膀胱，荣卫俱劳，阳气不通即身冷，阴气不通即骨疼；阳前通则恶寒，阴前通则痹不仁；阴阳相得，其气乃行，大气一转，其气乃散；实则失气，虚则遗尿，名曰气分。"

《医门法律·水肿门·水肿论》："经谓二阳结谓之消，三阴结谓之水。……三阴者，手足太阴脾肺二脏也。胃为水谷之海，水病莫不本之于胃，经乃以属之脾肺者，何耶？使足太阴脾足以转输水精于上，手太阴肺足以通调水道于下，海不扬波矣。惟脾肺二脏之气，结而不行，后乃胃中之水日蓄，浸灌表里，无所不到也。是则脾肺之权，可不伸耶？然其权尤重于肾。肾者，胃之关也。肾司开阖，肾气从阳则开，阳太盛则关门大开，水直下而为消；肾气从阴则阖，阴太盛则关门常阖，水不通而为肿。经又以肾本肺标，相输俱受为言，然则水病，以脾肺肾为三纲矣。"

参考文献

1. 张伯礼，吴勉华. 中医内科学 [M]. 4 版. 北京：中国中医药出版社，2017.
2. 夏超，屈梅梅. 肺胀的辨证施护 [J]. 中国现代药物应用，2016，10（4）：246-247.
3. 曹爱玲，何海浪，周贤梅. 针刺治疗慢性阻塞性肺疾病疗效的 Meta 分析 [J]. 环球中医药，2017，10（7）：899-904.
4. 江紫媚，周璇，陈斯宁. 中医特色外治疗法对慢性阻塞性肺疾病稳定期的研究进展 [J]. 中医临床研究，2018，10（22）：136-140.
5. 巴桑玉珍. 西藏地区农牧民对结核病的认知 [J]. 西藏科技，2016（11）：53-54.
6. 杨其华，王泽华，任四兰. 中医食疗辅助治疗 60 例肺结核疗效观察 [J]. 现代医药卫生，2009，25（20）：3130-3131.
7. 付兴，付义. 高原肺水肿发病机制及中医药防治研究进展 [J]. 中国中医基础医学杂志，2019，25（4）：563-566.
8. 张永刚，马晓娟，沈括，等. 温和灸联合西药对急性高原肺水肿患者血红蛋白及动脉血气的影响 [J]. 中国中医急症，2019，28（11）：1973-1975.
9. P Bärtsch, M Maggiorini, M Ritter, et al. Prevention of high-altitude pulmonary edema by nifedipine[J]. N Engl J Med, 1991, 325（18）：1284-1289.

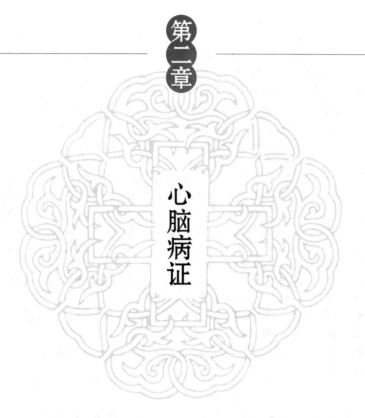

第二章

心脑病证

　　心脑病证在西医学中主要指心脑血管系统疾病。在高原地区，由于海拔高、气压低、低氧、寒冷、干燥、风大等独特的气候特点加上饮食习惯影响，人体红细胞代偿性增加，血液黏稠度增高，交感神经兴奋性增强，外邪侵袭力相比平原增强，因此心脑血管系统疾病发生率更高，且更严重。

　　在中医理论中，心主血脉，主藏神。心气推动和调控血液在脉道中运行，以营养全身的脏腑形体官窍；推动和调控心脏的搏动和脉的收缩，使脉道通利，血液流畅；统帅全身脏腑、经络、形体、官窍的生理活动和主司意识、思维、情志等精神活动。脑为髓海、元神之府，是生命的枢机，主宰人体生命活动，主司感觉运动与精神活动。脑髓充盈，则视物精明，听力正常，嗅觉灵敏，感觉无碍，运动如常，轻劲多力。脑的生理病理统归于心而分属于五脏，故脑的功能与五脏密切相关。肝主疏泄，调畅全身气机，使情志得疏，心情舒畅。气能行血，肝的疏泄能促进血液在体内的输布运行。脾主生血，主统血，主运化。脾与心在血液生成方面相互为用，在血液运行方面相互协同。脾将饮食物化为水谷精微吸收并运输至全身，内养五脏六腑，外养四肢百骸。故心脑病证的发生与心、脑、肝、脾、胃等脏腑密切相关，在辨证论治时宜分清标本虚实、轻重缓急以对症下药。

　　本章内容主要介绍高原常见的心悸、胸痹心痛、失眠、高血压、中风、头痛等疾病。

第一节

心悸

心悸是指病人自觉心中悸动，惊惕不安，甚则不能自主的一种病证，临床一般多呈发作性，每因情志波动或劳累过度而发作，且常伴胸闷、气短、失眠、健忘、眩晕、耳鸣等症。病情较轻者为惊悸，病情较重者为怔忡，可呈持续性。

本病相当于西医学中的心律失常、心功能不全等疾病；高原性心脏病或高原病出现心律异常等均可参照本病治疗。在高原地区，因海拔高，常因缺氧而导致交感神经兴奋性增强、呼吸性碱中毒、低钾等，继而引起心律失常，因此，相比平原，心悸在高原发生率增高。

[病因病机]

冠状动脉粥样硬化性心脏病、心肌病、心肌炎、风湿性心脏病以及自主神经功能失调等各种原因引起心跳的频率、节律、起源部位、传导速度与激动次序的异常，从而引起不同的心律失常与心功能不全等疾病。在高原地区，低压、低氧、低温环境使此类疾病的发生发展更加严重。

1. 感受外邪　高原地区气温会随着海拔的升高而逐渐降低，气流速度逐渐增大，故易感受风寒之邪。寒性凝滞，痹阻心脉，心血运行受阻，发为心悸；或风寒之邪郁而化热，耗气伤阴，从而引起心悸。

2. 体虚劳倦　先天不足，体质虚弱；或久病伤正，耗损心之气阴；或高原地区的人们长期处于低压低氧环境容易导致气虚阳微，机体血液运行不畅而导致血瘀，从而引发心悸；劳倦太过伤脾，生化乏源，致气血阴阳亏损，脏腑功能失调，心神失养，发为心悸。

3. 情志失调　平素心虚胆怯，突遇惊恐，忤犯心神，心神动摇，不能自主而发心悸；大怒伤肝，肝气郁滞，郁久化火上扰心神则心悸。

4. 饮食不当　高原地区嗜食各种高脂肪、高蛋白食物，并且喜饮酒，以致脾胃损伤，湿聚成痰，痰火上扰心神则发心悸。

[临床表现]

1. 自觉心中悸动不安，心搏异常，或快速，或缓慢，或跳动过剧，或忽跳忽止，呈阵发性或持续不解，神情紧张，心慌不安，不能自主；可见数、促、结、代、涩、缓、沉、迟等脉象。

2. 伴有胸闷不舒，易激动，心烦寐差，颤抖乏力，头晕等症。中老年患者，可伴有心胸疼痛，甚则喘促，汗出肢冷，或见晕厥。

3. 发病常与情志刺激如惊恐、紧张，以及劳倦、饮酒、饱食、服用特殊药物等有关。

[诊断与鉴别诊断]

（一）诊断要点

1. 患者有心律失常病史，客观描述发病时的各种感受与心律失常症状相符。
2. 体格检查、心电图检查显示心律失常的指征。
3. 由情志、饮食、劳倦、外邪等因素诱发。
4. 伴有胸闷不舒，易激动，心烦寐差，颤抖乏力，头晕等症。中老年患者，可伴有心胸疼痛，甚则喘促，汗出肢冷，或见晕厥。

（二）鉴别诊断

1. 奔豚　奔豚发作之时，亦觉心胸躁动不安。本病与心悸的鉴别要点为：心悸为心中剧烈跳动，发自于心；奔豚乃上下冲逆，发自少腹。

2. 惊悸与怔忡　心悸可分为惊悸与怔忡。惊悸发病，多与情绪因素有关，可由骤遇惊恐、忧思恼怒、悲哀过极或过度紧张而诱发，多为阵发性，病来虽速，病情较轻，实证居多，病势轻浅，可自行缓解，不发时如常人。怔忡多由久病体虚，心脏受损所致，无精神等因素亦可发生，常持续心悸，心中惕惕，不能自控，活动后加重，多属虚证，或虚中夹实，病来虽渐，病情较重，不发时亦可兼见脏腑虚损症状。心悸日久不愈，亦可形成怔忡。

[辨证论治]

（一）辨证要点

1. **辨虚实** 虚者系指脏腑气血阴阳亏虚，实者多指痰饮、瘀血、火邪上扰。
2. **辨病位** 心悸的病位在心。心脏病变可以导致其他脏腑功能失调或亏损，其他脏腑病变亦可以直接或间接影响心，故临床亦应分清心脏与他脏的病变情况，有利于决定治疗的先后缓急。
3. **辨预后** 心悸预后转归主要取决于本虚标实的程度、邪实轻重、脏损多少、治疗当否及脉象变化情况。

（二）治疗原则

心悸应分虚实论治。虚证分别予以补气、养血、滋阴、温阳；实证则应祛痰、化饮、清火、行瘀。但本病以虚实错杂为多见，且虚实的主次、缓急各有不同，故治当相应兼顾。同时，由于心悸均有心神不宁的病理特点，故应酌情配合安神宁心或镇心之法。

（三）分型论治

1. 心虚胆怯

证候 心悸不宁，善惊易恐，坐卧不安，不寐多梦而易惊醒，恶闻声响，食少纳呆；苔薄白，脉细数或细弦。

治法 镇惊定志，养心安神。

方药 安神定志丸加减。

安神定志丸由人参、茯苓、茯神、石菖蒲、远志、龙齿、辰砂组成。方中以茯苓、茯神、远志、人参养心安神为主；辅以石菖蒲、龙齿镇惊安神，补中有降；辰砂为衣，重镇安神。诸药合用，共奏安神定志、益气镇惊之功，可辅以磁石加强重镇安神功效。

2. 心血不足

证候 心悸气短，头晕目眩，失眠健忘，面色无华，倦怠乏力，纳呆食少；舌淡红，脉细弱。

治法 补血养心，益气安神。

方药 归脾汤加减。

归脾汤由白术、当归、茯神、黄芪、龙眼肉、远志、酸枣仁、木香、炙甘草、人参、生姜、大枣组成。本方以参、芪、术、草等甘温之品益气健脾，使气旺而血生，气足则能摄血；当归、龙眼肉甘温补血养心；茯神、酸枣仁、远志宁心安神；诸药配伍，使血足则神有所舍，血旺则气有所依；大量益气补血药易致滋腻碍胃，故用辛散之木香理气醒脾，使补而不滞、滋而不腻；姜、枣调理脾胃，以资化源。全方共奏益气安神、补血养心之功。

3. 阴虚火旺

证候 心悸易惊，心烦失眠，五心烦热，口干，盗汗，思虑劳心则症状加重，伴耳鸣腰酸，头晕目眩，急躁易怒；舌红少津，苔少或无，脉象细数。

治法 滋阴清火，养心安神。

方药 天王补心丹合朱砂安神丸加减。

天王补心丹由人参、白茯苓、玄参、丹参、桔梗、远志、当归身、五味子、麦冬、天冬、柏子仁、酸枣仁、生地黄、朱砂组成。朱砂安神丸由朱砂、黄连、炙甘草、生地黄、当归组成。前方滋阴养血，补心安神。方中甘寒之生地黄，滋阴养血，为君；天冬、麦冬滋阴清热，酸枣仁、柏子仁养心安神，当归身补血润燥，俱为臣；玄参滋阴降火，白茯苓、远志宁心安神，人参补气安神，五味子之酸以敛心气、安心神，丹参清心活血、合补血药使补而不滞，朱砂镇心安神、以治其标，共为佐药；桔梗载药上行，为使药。诸药配伍，共奏滋阴养血、补心安神之功。后方清热养血，重镇安神。方中朱砂甘寒质重，专入心经，寒能清热，重可镇怯，既重镇安神，又清心火；黄连苦寒，清心泻火以除烦热；生地黄滋阴补心；当归滋阴养血，合生地黄补阴血以养心；炙甘草调和诸药。诸药配伍，使心火得清、阴血得充，共奏镇心安神、清热养血之功。

4. 心阳不振

证候　心悸不安，胸闷气短，动则尤甚，面色苍白，形寒肢冷；舌淡苔白，脉象虚弱或沉细无力。

治法　温补心阳，安神定悸。

方药　桂枝甘草龙骨牡蛎汤合参附汤加减。

桂枝甘草龙骨牡蛎汤由桂枝、炙甘草、龙骨、牡蛎组成。参附汤由人参、炮附子组成。方中桂枝温心阳，通血脉，为君；炙甘草为臣，补心气，合桂枝辛甘化阳，温补并行，健脾气，使气血生化有源；龙骨、牡蛎重镇潜敛，安神定悸，为佐药。四药合力，共奏温补心阳、安神定悸之功。参附汤中人参甘温大补元气；附子为"回阳救逆第一品药"，大辛大热，温壮元阳；两药相配，共奏益心气、温心阳之功。

5. 水饮凌心

证候　心悸眩晕，胸闷痞满，渴不欲饮，小便短少，或下肢浮肿，形寒肢冷，伴恶心，欲吐，流涎；舌淡胖，苔白滑，脉象弦滑或沉细而滑。

治法　振奋心阳，行水安神。

方药　苓桂术甘汤加减。

苓桂术甘汤由茯苓、桂枝、白术、炙甘草组成。方中重用甘淡之茯苓以健脾利水、渗湿化饮，桂枝温阳化气、平冲降逆，两者合用为温阳化气、利水平冲的常用组合。白术健脾燥湿，与茯苓相合加强健脾祛湿之效。炙甘草寓意有三：一合桂枝以辛甘化阳，增强温补中阳之力；二合白术益气健脾，崇土以利治水；三调和诸药。四药合用，温阳健脾以助化饮，淡渗利湿以平冲逆。全方温而不燥，利而不峻，共奏振奋心阳、化气行水、宁心安神之功。

6. 瘀阻心脉

证候　心悸不安，胸闷不舒，心痛时作，痛如针刺，唇甲青紫；舌质紫暗或有瘀斑，脉涩或结或代。

治法　活血化瘀，理气通络。

方药　桃仁红花煎加减。

桃仁红花煎由丹参、赤芍、桃仁、红花、香附、延胡索、青皮、当归、川芎、生地黄、乳香组成。方中桃仁破血行滞；丹参、红花活血化瘀止痛；赤芍、川芎助桃仁、红花活血祛瘀，调畅气血；生地黄、当归养血益阴，清热活血；香附、延胡索、青皮、乳香行气以通络。全方配伍使瘀血去、新血生、气机畅达，共奏活血化瘀、理气通络之效。

7. 痰火扰心

证候　心悸时发时止，受惊易作，胸闷烦躁，失眠多梦，口干苦，大便秘结，小便短赤；舌红，苔黄腻，脉弦滑。

治法　清热化痰，宁心安神。

方药　黄连温胆汤加减。

黄连温胆汤由半夏、陈皮、茯苓、炙甘草、枳实、竹茹、黄连、生姜、大枣组成。方中以苦寒之黄连清热燥湿，辛温之半夏燥湿化痰，两药配伍，寒热互用以和阴阳、辛开苦降以调气机，除湿热而化痰浊；竹茹甘而微寒，用以清热化痰、除烦止呕；辛苦温之陈皮，理气行滞，燥湿化痰；辛苦微寒之枳实降气导滞，消痰除痞；陈皮与枳实一温一凉，理气化痰；茯苓健脾祛湿；生姜、大枣调和脾胃，生姜兼制约半夏毒性；炙甘草调和诸药。诸药配伍，温凉兼进，不寒不燥，共奏清热化痰、宁心安神之效。

〔预后〕

　　本病预后转归主要取决于本虚标实的程度、邪实轻重、脏损多少、治疗当否及脉象变化情况。若患者气血阴阳虚损程度较轻，治疗及时得当，病证多能痊愈；若反复发作或长时间持续发作者，预后较差，若不及时抢救治疗，预后极差，甚至猝死。另外，因高原地处高海拔、低氧、低气压环境会导致疾病恶化，若能得到及时治疗并由高原转至低海拔处，病情可逐渐好转或痊愈。

〔针灸治疗〕

1. 辨证要点

（1）辨病情轻重：因惊恐劳累而发，时作时止，全身状况较好，则病情较轻，名惊悸；与惊恐无关，终日悸动，久居高原，全身状况较差，则病情较重，名怔忡。

（2）**辨兼症**：常因惊恐而发，气短自汗，少寐多梦，舌淡，苔薄，脉细弦者，为心胆虚怯；失眠健忘，头晕乏力，舌淡，苔薄，脉弱无力者，为心脾两虚；少寐多梦，五心烦热，舌红少苔，脉细数者，为阴虚火旺；胸闷烦躁，口苦咽干，大便秘结，小便短赤，舌红苔黄腻，脉弦滑者，为痰火扰心；胸闷气短，咳吐痰涎，面浮足肿，舌淡，苔白滑，脉沉细滑者，为水气凌心；心痛阵发，唇甲青紫，舌质紫暗，或有瘀斑，脉细涩或结代者，为心脉瘀阻。

2. 辨证施治

| **治法** | 宁心安神，定悸止惊。 |

| **主症** | 自觉心跳异常，心慌不安，甚至不能自主。 |

| **主穴** | 内关、神门、郄门、心俞、巨阙。 |

| **配穴** | 心胆虚怯，配胆俞；心脾两虚，配脾俞、足三里；阴虚火旺，配太溪、肾俞；痰火扰心，配尺泽、丰隆；水气凌心，配气海、阴陵泉；心脉瘀阻，配膻中、膈俞；易惊，配大陵；浮肿，配水分。 |

| **方义** | 内关为心包经络穴，理气通络、安神定悸作用显著，为治疗心悸的必选穴位；心经原穴神门可调理心经气血；郄门为手厥阴经郄穴，有宽胸理气、宁心安神之效；心俞、巨阙为俞募相配，有养心安神、镇惊定悸之功。 |

| **操作** | 毫针平补平泻。水气凌心者，心俞可加灸法；心脉瘀阻者，膈俞可用刺络拔罐。 |

3. 其他针灸方法

（1）**耳针法**：取心、交感、神门、皮质下，毫针刺或用埋针法、压丸法。

（2）**穴位注射法**：取心俞、厥阴俞、内关、膻中，用维生素 B_1 注射液或维生素 B_{12} 注射液，每次选用 1～2 穴，每穴注射 0.5ml。

（3）**皮肤针法**：取心俞、厥阴俞、内关、膻中、巨阙，叩至局部出现红晕略有出血点为度。

（4）**温针灸法**：取神门、内关、膻中、关元，针刺得气后，在针柄上安置 1.5cm 的艾条，点燃，待其燃尽，治疗 30 分钟。

[**食疗与预防保健**]

1. 饮食有节　进食营养丰富且容易消化的食物，禁过饱、过饥，戒烟酒、浓茶，宜低脂低盐饮食。

2. 自我保护　患者应经常保持心情愉快、积极乐观的精神状态。高原上温度会随着海拔的升高而降低，患者要注意防寒保暖，并注意劳逸结合。

3. 食疗　龙眼肉味甘，性温，归心、脾经，功善补益心脾，而且甜美可口，不滋腻，不壅气，实为补心健脾之佳品。

| **病案举隅** |

　　某女，36 岁，患关节痛 8 年，目前出现心悸、胸口压迫感。心电图显示窦性心动过速，不完全性右束支传导阻滞，Ⅰ度房室传导阻滞。就诊时症见心悸，胸口压迫感，关节痛，面肿，疲乏无力，睡眠只有 2～3 小时，纳食一般。舌淡嫩，苔白，脉细数而涩促。

| **治法** | 益气养阴，祛瘀活血。 |

| **方药** | 太子参 21g，麦门冬 9g，五味子 9g，桑椹 12g，女贞子 15g，沙参 12g，丹参 15g，玉竹 15g，枳壳 6g，桑寄生 30g。7 剂，水煎服，每日 1 剂。 |

经典赏析

　　《素问·平人气象论》："脉绝不至曰死，乍疏乍数曰死。"

　　《金匮要略·惊悸吐衄下血胸满瘀血病脉证治》："寸口脉动而弱，动即为惊，弱则为悸。"

　　《丹溪心法·惊悸怔忡》："惊悸者血虚，惊悸有时，以朱砂安神丸。痰迷心膈者，痰药皆可，定志丸加琥珀、郁金。怔忡者血虚，怔忡无时，血少者多。有思虑便动属虚，时作时止者痰因火动。瘦人多因是血少，肥人属痰，寻常者多是痰，真觉心跳者是血少，四物、朱砂安神之类。"

　　《景岳全书·杂证谟·怔忡惊恐》："怔忡之病，心胸筑筑振动，惶惶惕惕，无时得宁者是也。……此证惟阴虚劳损之人乃有之，盖阴虚于下，则宗气无根，而气不归源，所以在上则浮撼于胸臆，在下则振动于脐旁，虚微者动亦微，虚甚者动亦甚。凡患此者，速宜节欲、节劳，切戒酒色。"

《证治汇补·胸膈门·惊悸怔忡》："惊悸者，忽然若有惊，惕惕然心中不宁，其动也有时。怔忡者，心中惕惕然，动摇不静，其作也无时。"

《医学衷中参西录·医论·论心病治法》："有其惊悸恒发于夜间，每当交睫甫睡之时，其心中即惊悸而醒，此多因心下停有痰饮，心脏属火，痰饮属水，火畏水迫，故作惊悸也。宜清痰之药与养心之药并用，方用二陈汤加当归、菖蒲、远志，煎汤送服朱砂细末三分，有热者加玄参数钱，自能安枕稳睡而无惊悸矣。"

胸痹心痛

胸痹是以胸部闷痛，甚则胸痛彻背，喘息不得卧为主症的疾病。轻者仅感胸闷如窒、呼吸不畅；重者则有胸痛；严重者心痛彻背，背痛彻心。真心痛是胸痹进一步发展的严重病证，其特点为剧烈而持久的胸骨后疼痛，伴心悸、水肿、肢冷、喘促、汗出、面色苍白等症状，甚至危及生命。

西医学中冠状动脉粥样硬化性心脏病之心绞痛、心肌梗死与本病密切相关，可参照本病辨证论治。在高原地区，由于缺氧导致交感神经兴奋、心肌耗氧量增加，寒冷引起血管收缩或者患者本身冠状动脉粥样硬化引发血管狭窄，从而导致心肌血液供需不平衡，与心肌缺血相关的疾病发病风险急剧增加。

[病因病机]

胸痹心痛是由各种原因引起的冠状动脉供血与心肌需血之间发生矛盾，冠状动脉血流量不能满足心肌代谢需要，引起心肌急剧的缺血缺氧而诱发。高原因海拔高、空气稀薄、气压低、氧分压低，患者长期暴露于低氧环境中，加之红细胞代偿性增多及其伴随的血液黏稠度增高、血流缓慢，会增加患者疾病恶化的风险。

1. 寒邪内侵　在高原地区，温度会随海拔的升高而逐渐降低。寒主收引，抑遏阳气，导致血行瘀滞，发为本病。因而寒邪为心脉闭阻的主要因素之一。

2. 高原"气虚"　因海拔高，大气压低，其氧分压也降低，使该地区的人长期处于慢性缺氧状态，出现心气、心阳不振，导致阳微、宗气生成不足，从而不能行使其贯心脉、行血气之功，出现呼吸和心脉循环功能异常，导致血行瘀滞而出现胸痹。

3. 饮食失调　在高原地区，嗜食高脂肪、高蛋白的食物，或嗜烟酒，以致脾胃损伤，运化失健，聚湿生痰，阻遏心阳，气机不畅，痰阻血瘀，心脉闭阻，而成胸痹。

4. 情志失节　忧思伤脾，脾运失健，津液不布，遂聚为痰；郁怒伤肝，肝失疏泄，肝郁气滞，甚则气郁化火，灼津成痰。无论气滞或痰阻，均可使血行失畅，脉络不利，而致气血瘀滞，或痰瘀交阻，胸阳不运，心脉痹阻，不通则痛，而发胸痹。

5. 劳倦内伤　劳倦伤脾，脾虚转输失能，气血生化乏源，无以濡养心脉，拘急而痛；积劳伤阳，心肾阳微，鼓动无力，胸阳失展，阴寒内侵，血行涩滞，而发胸痹。

6. 年迈体虚　老年高原心脏病患者，脏气渐亏，精血渐衰，在高海拔地区的低氧、低气压、干燥等恶劣环境下，其生存能力显著下降。本虚不能鼓舞五脏之阳而形成标实，导致寒凝、血瘀、气滞、痰浊，而使胸阳失运，心脉阻滞，发生胸痹。

[临床表现]

1. 以胸部闷痛为主，一般持续几秒到几十分钟，休息或用药后可缓解。患者多见膻中或心前区憋闷疼痛，甚则痛彻左肩背、咽喉、胃脘部、左上臂内侧等部位，呈反复发作。常伴有心悸、气短、汗出，甚则喘息不得卧。

2. 突然发病，时作时止，反复发作。严重者可见胸痛剧烈，持续不解，汗出肢冷，面色苍白、唇甲青紫，脉散乱或微细欲绝等危候，可发生猝死。

3. 多见于中年以上，常因操劳过度、抑郁恼怒、多饮暴食或气候变化而诱发，亦有无明显诱因或安静时发病者。

[诊断与鉴别诊断]

（一）诊断要点

1. 典型缺血性胸痛的发作特点和体征，结合存在的冠心病危险因素，除外其他原因所致的心绞痛。

2. 心电图应作为必备的常规检查，必要时可选用动态心电图、活动平板运动试验，有助于心肌缺血的诊断和评价治疗效果。心脏冠脉造影检查是确诊心肌缺血、冠状动脉病变的重要方法。

3. 与其他疾病的鉴别可从发病因素、发病部位、疼痛性质、疼痛时间等方面进行鉴别。

（二）鉴别诊断

1. **悬饮** 二者均有胸痛，但胸痹心痛为胸部闷痛，并可向左肩或左臂内侧等部位放射，常因受寒、饱餐、情绪激动、劳累而突然发作，历时短暂，休息或用药后得以缓解。悬饮为胸胁胀痛，持续不解，多伴有咳唾、转侧、呼吸时疼痛加重，肋间饱满，并有咳嗽、咳痰等肺系证候。

2. **胃脘痛** 心在脘上，胃在脘下，故有胃脘当心而痛，以其部位相近。胸痹心痛不典型者，其疼痛可在胃脘部，极易混淆。但胸痹心痛以闷痛为主，历时短暂，虽与饮食有关，但休息、服药常可缓解。胃脘痛与饮食相关，以胀痛为主，局部有压痛，持续时间较长，常伴有泛酸、嘈杂、嗳气、呃逆等胃部症状。

[辨证论治]

（一）辨证要点

1. **辨标本虚实** 胸痹总属本虚标实之证，标实应区别气滞、痰浊、血瘀、寒凝的不同，本虚又应区别阴阳气血亏虚的不同。标实者：闷重而痛轻，兼见胸胁胀满，善太息，憋气，苔薄白，脉弦者，多属气滞；胸部窒闷而痛，伴唾吐痰涎，苔腻，脉弦滑或弦数者，多属痰浊；胸痛如绞，遇寒则发，或得冷加剧，伴畏寒肢冷，舌淡苔白，脉细，为寒凝心脉所致；刺痛固定不移，痛有定处，夜间多发，舌紫暗或有瘀斑，脉结代或涩，由心脉瘀滞所致。本虚者：心胸隐痛而闷，因劳累而发，伴心慌、气短、乏力，舌淡胖嫩、边有齿痕，脉沉细或结代者，多属心气不足；若绞痛兼见胸闷气短，四肢厥冷，神倦自汗，脉沉细，则为心阳不振；隐痛时作时止，缠绵不休，动则多发，伴口干，舌淡红而少苔，脉沉细而数，则属气阴两虚表现。

2. **辨病情轻重** 疼痛持续时间短暂，瞬息即逝者多轻；持续时间长，反复发作者多重；若持续数小时甚至数日不休者，常为重症或危候；疼痛遇劳发作，休息或服药后能缓解者为顺症，服药后难以缓解者常为危候。

（二）治疗原则

先治其标，后治其本，先从祛邪入手，然后再予扶正。标实当泻，针对气滞、血瘀、寒凝、痰浊而疏理气机，活血化瘀，辛温通阳，泄浊豁痰，尤重活血通脉治法；本虚宜补，权衡心脏阴阳气血之不足，有无兼见肺、肝、脾、肾等脏之亏虚，补气温阳，滋阴益肾，纠正脏腑之偏衰，尤其重视补益心气之不足。

（三）分型论治

1. **心血瘀阻**

证候 心胸疼痛，如刺如绞，痛有定处，入夜为甚，甚则心痛彻背，背痛彻心，或痛引肩背，伴有胸闷，日久不愈，可因暴怒、劳累而加重；舌质紫暗、有瘀斑，苔薄，脉弦涩。

治法 活血化瘀，通脉止痛。

方药 血府逐瘀汤加减。

血府逐瘀汤由当归、生地黄、桃仁、红花、枳壳、赤芍、柴胡、甘草、桔梗、川芎、牛膝组成。方中桃仁破血行滞而润燥，红花活血祛瘀以止痛；赤芍、川芎助桃仁、红花以活血祛瘀；牛膝活血通经，祛瘀止痛，引血下行；生地黄、当归养血益阴，清热活血；桔梗、枳壳升降相合，宽胸行气，桔梗并能载药上行；柴胡疏肝解郁，与枳壳、桔梗同用以理气行滞，使气行则血行；甘草调和诸药。全方配伍，共奏活血化瘀、通脉止痛之功。

2. 气滞心胸

证候　心胸满闷，隐痛阵发，痛有定处，时欲太息，遇情志不遂时容易诱发或加重，或兼有胸部胀闷，得嗳气或矢气则舒；苔薄或薄腻，脉细弦。

治法　疏肝理气，活血通络。

方药　柴胡疏肝散加减。

柴胡疏肝散由陈皮、柴胡、枳壳、芍药、炙甘草、香附、川芎组成。方中以柴胡疏肝解郁，用以为君；香附理气疏肝止痛，川芎活血行气止痛，二药相合，助柴胡以解肝经之郁滞，并增行气活血止痛之效，共为臣药；陈皮、枳壳理气行滞，芍药、炙甘草养血柔肝，缓急止痛，均为佐药；炙甘草调和诸药，为使药。诸药相合，共奏疏肝理气、活血通络之功。

3. 痰浊闭阻

证候　胸闷重而心痛微，痰多气短，肢体沉重，形体肥胖，遇阴雨天而易发作或加重，伴有倦怠乏力，纳呆便溏，咳吐痰涎；舌体胖大且边有齿痕，苔浊腻或白滑，脉滑。

治法　通阳泄浊，豁痰宣痹。

方药　栝蒌薤白半夏汤合涤痰汤加减。

栝蒌薤白半夏汤由栝蒌实、薤白、半夏、白酒组成；涤痰汤由半夏、胆南星、橘红、枳实、茯苓、人参、石菖蒲、竹茹、甘草、生姜组成。栝蒌薤白半夏汤偏于通阳行气。方中君以薤白，滑利通阳；臣以栝楼实，润下通阴；佐以白酒熟谷之气，上行药性，助通经络而痹自开；结中焦心痛彻背者，但当加半夏一味，和胃而通阴阳。涤痰汤偏于健脾益气、豁痰开窍。方中人参、茯苓、甘草补益心脾而益气通利；橘红、胆南星、半夏利气燥湿而祛痰；石菖蒲开窍通心，枳实破痰利膈，竹茹清燥郁热，使痰消火降。两方合用，共奏通阳泄浊、豁痰宣痹之功。

4. 寒凝心脉

证候　猝然心痛如绞，心痛彻背，喘不得卧，多因气候骤冷或骤感风寒而发病或加重，伴形寒，甚则手足不温，冷汗自出，胸闷气短，心悸，面色苍白；苔薄白，脉沉紧或沉细。

治法　辛温散寒，宣通心阳。

方药　枳实薤白桂枝汤合当归四逆汤加减。

枳实薤白桂枝汤由枳实、厚朴、薤白、桂枝、瓜蒌组成。当归四逆汤由当归、桂枝、芍药、细辛、炙甘草、大枣、通草组成。枳实薤白桂枝汤重在通阳理气。方中瓜蒌味甘性寒入肺，涤痰散结，开胸通痹；薤白辛温，通阳散结，化痰散寒，能散胸中凝滞之阴寒，化上焦结聚之痰浊，宣胸中阳气以宽胸，乃治疗胸痹之要药，共为君药。枳实下气破结，消痞除满；厚朴燥湿化痰，下气除满，二者同用，共助君药宽胸散结、下气除满、通阳化痰之效，均为臣药。佐以桂枝通阳散寒，降逆平冲。诸药配伍，使胸阳振，痰浊降，阴寒消，气机畅，则胸痹而气逆上冲诸证可除。当归四逆汤以温经散寒为主。方中当归甘温，养血和血；桂枝辛温，温经散寒，温通血脉，共为君药。细辛温经散寒，助桂枝温通血脉；芍药养血和营，助当归补益营血，共为臣药。通草通经脉，以畅血行；大枣、炙甘草益气健脾养血，共为佐药。重用大枣，既合归、芍以补营血，又防桂枝、细辛燥烈太过，伤及阴血；炙甘草兼调药性而为使药。两方合用，共奏辛温散寒、宣通心阳之功。

5. 气阴两虚

证候　心胸隐痛，时作时休，心悸气短，动则愈甚，伴倦怠乏力，声息低微，面色白，易汗出；舌质淡红，舌体胖且边有齿痕，苔薄白，脉虚细缓或结代。

治法　益气养阴，活血通脉。

方药　生脉散合人参养荣汤加减。

生脉散由人参、麦冬、五味子组成；人参养荣汤由人参、熟地黄、当归、白芍、白术、茯苓、炙甘草、黄芪、陈皮、五味子、桂心、远志、生姜、大枣组成。生脉散长于益心气，敛心阴。方中人参甘温，益元气，补肺气，生津液；麦冬甘寒养阴清热，润肺生津，人参、麦冬合用，则益气养阴之功益彰；五味子酸温，敛肺止汗，生津止渴；三药合用，一补一润一敛，益气养阴，敛阴止汗，使气复津生，汗止阴存，气充脉复。人参养荣汤补气养血，安神宁心。方中人参、白术、黄芪、茯苓、炙甘草健脾补气；桂心温补阳气，鼓舞气血生长；当归、熟地、白芍滋补心肝；五味子酸温，既可敛肺滋肾，又可宁心安神；陈皮理气健脾，调中散膈；远志安神定志；姜、枣助人参、白术入气分以调和脾胃。全方有益气补血、宁心安神之效。两方合用，共奏益气养阴、活血通脉之功。

6. 心肾阴虚

证候 心痛憋闷，心悸盗汗，虚烦不寐，腰酸膝软，头晕耳鸣，口干便秘；舌红少津，苔薄或花剥，脉细数或促代。

治法 滋阴清火，养心和络。

方药 天王补心丹合炙甘草汤加减。

天王补心丹由人参、玄参、丹参、白茯苓、五味子、远志、桔梗、当归身、天冬、麦冬、柏子仁、酸枣仁、生地黄、朱砂组成；炙甘草汤由炙甘草、人参、桂枝、生姜、阿胶、生地黄、麦冬、火麻仁、大枣组成。天王补心丹以滋阴养血、补心安神为主。方中重用甘寒之生地黄，入心养血、入肾滋阴；天冬、麦冬滋阴清热；酸枣仁、柏子仁养心安神；当归身补血润燥，共助生地黄滋阴补血、养心安神；玄参滋阴降火；白茯苓、远志养心安神；人参补气以生血，并能安神益智；五味子之酸以敛心气、安心神；丹参清心活血，合补药使补而不滞，则新血易生；朱砂镇心安神；桔梗载药上行。诸药配伍，共奏滋阴养血、补心安神之效。炙甘草汤以养阴复脉见长。炙甘草补气健脾、复脉益心；配伍人参、大枣，益心气、补脾气，以资气血生化之源；阿胶、麦冬、火麻仁滋心阴、养心血、充血脉；桂枝、生姜温心阳、通血脉。诸药合用，滋而不腻、温而不燥，使气血充足，阴阳调和，则脉复悸止。两方合用，共奏滋阴清火、养心和络之功。

7. 心肾阳虚

证候 心悸而痛，胸闷气短，动则更甚，自汗，面色㿠白，神倦怯寒，四肢欠温或肿胀；舌质淡胖、边有齿痕，苔白或腻，脉沉细迟。

治法 温补阳气，振奋心阳。

方药 参附汤合右归饮加减。

参附汤由人参、炮附子组成；右归饮由熟地黄、山药、山茱萸、枸杞子、杜仲、炙甘草、制附子、肉桂组成。参附汤大补元气，温补心阳。方中人参甘温大补元气；附子为"回阳救逆第一品药"，大辛大热，温壮元阳；两药合用，以奏温补阳气、回阳固脱之效。右归饮温肾助阳，补益精气。方中制附子、肉桂培补肾中元阳，温里祛寒；熟地黄、山药、山茱萸、枸杞子滋阴益肾，填精补髓，取"阴中求阳"之义；杜仲补肝肾、强腰膝；炙甘草调和诸药；全方配伍以温肾阳为主，并能阴阳兼顾。两方合用，共奏温补阳气、振奋心阳之功。

8. 正虚阳脱

证候 心胸绞痛，胸中憋闷或有窒息感，喘促不宁，心慌，面色苍白，大汗淋漓，烦躁不安或表情淡漠，重则神识昏迷，四肢厥冷，口开目合，手撒尿遗；脉疾数无力，或脉微欲绝。

治法 回阳救逆，益气固脱。

方药 四逆加人参汤加减。

四逆加人参汤由生附子、干姜、人参、炙甘草组成。方中以大辛大热之生附子，温壮元阳，破散阴寒，回阳救逆；以辛热之干姜，温中散寒，助阳通脉；附子、干姜相须为用，相得益彰，温里回阳，其性尤峻，是回阳救逆的常用组合；于四逆汤中加入补元气之人参以益气固脱，使阳气回复，阴血自生。炙甘草用意有三：一则益气补中，使全方温补结合，以治虚寒之本；二则甘缓姜、附峻烈之性，使其破阴回阳而无暴散之虑；三则调和药性，并使药力作用持久。四药合用，共奏回阳救逆之效。阴竭阳亡，可合生脉散，亦可急用独参汤灌胃或鼻饲。

〔预后〕

如治疗及时得当，可获较长时间稳定缓解；如反复发作，则病情较为凶险。病情如若骤变，可见心胸猝然大痛，出现真心痛，甚则"旦发夕死，夕发旦死"。高原地区患者若将其移至平原治疗可能会对本病有所帮助。

〔针灸治疗〕

1. 辨证要点

（1）**辨病情轻重**：胸闷如塞，胀满不适，因情绪而发作，持续时间短，则病证轻；胸痛如绞，痛彻肩背，发作频繁，持续时间长，则病证重。

（2）**辨兼症**：兼胸闷、疼痛，或痛引背部，气短喘促，咳痰黏稠，舌淡，苔白腻，脉滑者，为痰浊内蕴；胸痛如刺，或绞痛阵发，痛彻肩背，兼胸闷气短，唇紫，舌质暗，脉细涩或结代者，为瘀血痹阻；胸闷心痛兼心悸短气，神倦怯寒，舌淡，苔白滑，脉沉迟者，为胸阳不振。

2. 辨证施治

治法　宽胸理气，通络止痛。

主症　胸部闷痛，或绞痛，或胸痛彻背。

主穴　内关、郄门、膻中、心俞、巨阙。

配穴　痰浊内蕴，配太渊、丰隆；瘀血痹阻，配膈俞、太冲；胸阳不振，配至阳、气海；纳少倦怠，配足三里、脾俞；唇紫，配少冲、中冲，点刺出血。

方义　内关为心包经络穴以及八脉交会穴之一，通于阴维脉，可调理心气、活血通络，为治疗高原性胸痹的特效穴，与手厥阴经郄穴郄门相配，可调理心气，通络止痛；局部选用气会膻中，与心的俞募穴心俞、巨阙相配，以宽胸理气，振奋心阳。

操作　毫针平补平泻，膻中可配合拔罐，胸阳不振者配合灸法。

3. 其他治疗

（1）**耳针法**：取胸、心、肺、交感、神门，毫针刺或用埋针法、压丸法。

（2）**穴位注射法**：选内关、心俞，用复方丹参注射液，每穴 0.3～0.5ml，每日 1 次。

（3）**温针灸法**：取心俞、厥阴俞、膻中、内关，针刺得气后，在针柄上安置 1.5cm 的艾条，点燃，待其燃尽，治疗 30 分钟。

（4）**电针法**：取厥阴俞、心俞、内关，于上述穴位针刺，有针感后再通电至耐受为度，选用电针针麻治疗仪，用脉冲电连续波，每次 20 分钟。

〔食疗与预防保健〕

1. 注意保暖，调摄精神，避免情绪波动。劳逸结合，坚持适当活动，疾病发作时立刻休息，一般患者症状可得到解除；对真心痛等严重患者，若其血流动力学稳定且无并发症，一般要求绝对卧床休息 1～3 天，病情不稳定及高危患者卧床时间应适当延长。

2. 多元饮食，多补充微量元素、维生素、膳食纤维，并且低盐低脂。戒烟戒酒，避免膏粱厚味，食勿过饱，少食多餐。

3. 食疗　核桃仁性温，味甘、涩，归肾、肝、肺经，具有补肾固精、润燥滑肠的功效。日服 1 颗，能降低胆固醇含量，有效防止动脉硬化。

4. 食疗——薤白粥　薤白，性温，味辛、苦，归肺、胃、大肠经，具有行气散结导滞的作用，善散阴寒之凝滞。薤白与粳米同煮食用，对胸痹患者有一定保健功效。

▌病案举隅▐

某男，50 岁，胸闷不舒，心前区隐痛不适，纳食不甘，食后腹胀，口干嗳气，乏力气短，痰少不易咳出，大便偏干。舌暗红，苔白，脉细弦。

治法　健脾和胃，益气复脉。

方药　木香 10g，砂仁 6g（后下），党参 10g，白术 10g，茯苓 10g，半夏 10g，陈皮 10g，麦冬 10g，五味子 10g，丹参 30g，石菖蒲 10g，郁金 10g，羌活 10g，菊花 10g，黄芩 10g。7 剂，水煎服，每日 1 剂。

经典赏析

《素问·脏气法时论》："心病者，胸中痛，胁支满，胁下痛，膺背肩甲间痛，两臂内痛。"

《素问·痹论》："心痹者，脉不通，烦则心下鼓，暴上气而喘。"

《诸病源候论·心痛病诸候·久心痛候》："心为诸脏主，其正经不可伤，伤之而痛者，则朝发夕死，夕发朝死，不暇展治。其久心痛者，是心之支别络脉，为风邪冷热所乘痛也，故成疹不死，发作有时，经久不瘥也。"

失眠

失眠，中医称之为"不寐"，是以经常不能获得正常睡眠为特征的一类病证，主要表现为睡眠时间、深度的不足。轻者入睡困难，或寐而易醒，或醒后不能再寐，重者彻夜不寐。

西医学中的神经症、围绝经期综合征、慢性消化不良、贫血等以不寐为主要临床表现时，均属本病范畴，可参照本病辨证论治。

[病因病机]

1. 心失所养 高原地区高寒低氧，清气不足，导致宗气生成乏源，以致贯心脉而行气血功能失常，心失所养，心气和心血虚，心神不安而不寐。

2. 饮食不节 高原高油脂、高盐、食生肉等特殊饮食习惯，容易造成脾胃受伤，宿食停滞，酿为痰热，壅遏于中，胃气失和，阳气浮越于外而卧寐不安。

3. 情志所伤 情志不遂，肝气郁结，肝郁化火，邪火扰动心神，神不安而不寐；或五志过极，心火内炽，心神扰动而不寐；或思虑太过，损伤心脾，心血暗耗，神不守舍，脾虚生化乏源，营血亏虚，不能奉养心神而不寐。

4. 心虚胆怯 遇事易惊，神魂不安，可致不寐，亦有因暴受惊骇，终日惕惕，渐至胆怯心虚而不寐者。

[临床表现]

主要表现为睡眠时间、深度的不足，以及易醒，或多梦，或入睡困难。

[诊断与鉴别诊断]

(一)诊断要点

1. 轻者入睡困难，或寐而易醒，醒后不寐；重者彻夜难眠。
2. 常伴有头痛、头昏、心悸、健忘、神疲乏力、心神不宁、多梦等症。
3. 本病常有饮食不节，情志失常，劳倦、思虑过度等病史。

(二)鉴别诊断

1. 一过性失眠 可因一时性情志不舒、生活环境改变，或因饮用浓茶、咖啡和服用药物等引起。一般有明显诱因，且病程不长。一过性失眠不属病态，可通过身体自然调节而复常。

2. 生理性少寐 多见于老年人，虽少寐早醒，而无明显痛苦，属生理现象。在临床上应加以鉴别。

[辨证论治]

(一)辨证要点

本病辨证要点在于辨虚实。虚证多因脾失健运，气血生化不足，心脾两虚，心神失养而致多梦易醒，心悸健忘；或因肾阴不足，心肾不交，虚热扰神，则心烦不寐，心悸不安；或因心胆气虚，痰浊内生，扰动心神，则不寐多梦，易于惊醒。实证多因郁怒上扰心神而急躁易怒，不寐多梦；或因宿食停滞，痰湿化热，痰热上扰而不寐头重，痰多胸闷。虚证总因心脾肝肾功能失调，心失所养而致，病程长，起病缓慢。实证总因火邪扰心，心神不安所致，病程短，起病急。

(二)治疗原则

治疗上以补虚泻实、调整阴阳为原则，同时佐以安神之品。虚证治宜滋补肝肾或益气养血；实证宜清火化痰，消导和中。实证日久亦可转为虚证。虚实夹杂者，应先去其实，后补其虚，或补泻兼顾为治。

（三）分型论治

1. 心脾两虚

证候　不易入睡，多梦易醒，心悸健忘，神疲食少，伴头晕目眩，面色少华，四肢倦怠，腹胀便溏；舌淡苔薄，脉细无力。

治法　益气补血，健脾养心。

方药　归脾汤加减。

归脾汤由白术、人参、黄芪、当归、炙甘草、茯神、远志、酸枣仁、木香、龙眼肉、生姜、大枣组成。方中以人参、黄芪、白术、炙甘草甘温之品补脾益气以生血，使气旺而血生；当归、龙眼肉甘温补血养心；茯神、酸枣仁、远志宁心安神；木香辛香而散，理气醒脾，与大量益气健脾药配伍，复中焦运化之功，又能防大量益气补血药滋腻碍胃，使补而不滞，滋而不腻；用法中，姜、枣调和脾胃，以资化源。

2. 痰热内扰

证候　不寐头重，痰多胸闷，心烦，伴呕恶嗳气，口苦，目眩，或大便秘结，彻夜不寐；舌质红，苔黄腻，脉滑数。

治法　清化痰热，和中安神。

方药　黄连温胆汤加减。

黄连温胆汤由半夏、枳实、竹茹、茯苓、黄连、陈皮、炙甘草、生姜、大枣组成。方中半夏降逆和胃，燥湿化痰；枳实行气消痰；竹茹清热化痰，止呕除烦；陈皮理气燥湿化痰；茯苓健脾渗湿消痰；黄连清热燥湿，泻火解毒；炙甘草、生姜、大枣益脾和胃，以绝生痰之源。可辅以茯神增强安神之功，辅以瓜蒌增加化痰通便之效。

3. 阴虚火旺

证候　心烦不寐，心悸不安，伴头晕耳鸣，健忘，腰酸梦遗，五心烦热，口干津少；舌质红，少苔或无苔，脉细数。

治法　滋阴降火，养心安神。

方药　六味地黄丸合交泰丸加减。

六味地黄丸由熟地黄、山药、山茱萸、牡丹皮、泽泻、茯苓组成；交泰丸由黄连、肉桂组成，主要用于治疗心肾不交证。六味地黄丸中重用熟地黄，滋阴补肾，填精益髓，为君药；山茱萸补养肝肾，并能涩精，山药补益脾阴，亦能固精，共为臣药；三药相配，滋养肝脾肾，称"三补"。配伍泽泻利湿泄浊，并防熟地黄之滋腻恋邪；牡丹皮清泻相火，并制山茱萸之温涩；茯苓淡渗脾湿，并助山药之健运；三药为"三泻"，渗湿浊，清虚热，平其偏胜以治标，均为佐药。六味合用，三补三泻，其中补药用量重于"泻药"，是以补为主；肝脾肾三阴并补，以补肾阴为主。交泰丸中肉桂温补下元以扶不足之肾阳，黄连清心泻火以制偏亢之心阳；两药相合，相辅相成，以交通心肾，前者滋阴补肾，后者清心降火、引火归原。两方加减合用，共奏滋阴降火、养心安神的功效。

4. 心胆气虚

证候　不寐多梦，易于惊醒，胆怯恐惧，遇事易惊，心悸气短，倦怠，小便清长，或虚烦不寐，形体消瘦，面色㿠白，易疲劳，或不寐心悸，虚烦不安，头目眩晕，口干咽燥；舌质淡，苔薄白，或舌红，脉弦细，或弦弱。

治法　益气镇惊，安神定志。

方药　安神定志丸合酸枣仁汤加减。

安神定志丸由人参、石菖蒲、朱砂、龙齿、茯苓、茯神、远志组成；酸枣仁汤由酸枣仁、知母、川芎、茯苓、甘草组成。安神定志丸中朱砂、龙齿重镇安神；远志、石菖蒲入心开窍，除痰定惊；茯神养心安神；茯苓、人参健脾益气，协助主药宁心除痰。酸枣仁汤中酸枣仁为君，以其甘酸质润，入心、肝之经，养血补肝，宁心安神；茯苓宁心安神，知母苦寒质润，滋阴润燥，清热除烦，共为臣药，与君药相伍，以助安神除烦之功；佐以川芎之辛散，调肝血而疏肝气，与酸枣仁相伍，辛散与酸收并用，补血与行血结合，具有养血调肝之妙。两方合用，标本兼顾，清养并行。

〔预后〕

　　高原地区受独特的地理气候环境和生活饮食习惯影响，失眠难以速愈。通过治疗，提高机体对环境的适应能力，只要气血得养，精亏得复，则不寐自愈，预后较好。若失治误治，忧思久郁，进一步损伤心脾，虚久则气滞痰生，加之心胆气虚，痰浊上逆，蒙蔽心窍，神志迷蒙，不能自主而转为癫证；若痰浊内阻，因肝郁化火，或心火内炽，结为痰火，痰火扰心，心窍被蒙，神志逆乱，可发为狂证。

〔针灸治疗〕

　　1. 辨证要点
　　（1）辨虚实：兼心烦易怒，脘闷胁胀，食肥甘厚味，口苦，多由肝火、脾胃不和所致，属实证；兼头晕耳鸣，神疲乏力，心悸健忘，多由肾虚、胆虚、心脾亏虚所致，属虚证。
　　（2）辨兼症：兼多梦易醒，心悸健忘，舌淡，苔薄白，脉细弱者，为心脾两虚；兼心烦不寐，或时寐时醒，手足心热，颧红潮热，舌红，苔少，脉细数者，为心肾不交；兼夜寐多梦，易惊善恐，舌淡，苔薄，脉弦细者，为心胆气虚；兼难以入睡，急躁易怒，舌红，苔黄，脉弦数者，为肝火扰神；兼眠而不安，胸闷烦满，舌红，苔黄腻，脉滑数者，为脾胃不和。

　　2. 辨证施治
治法	宁心安神，舒脑安眠。
主症	以不能获得正常睡眠为主症。轻者入寐困难，或寐而易醒，醒后不寐；重者彻夜不眠。
主穴	神门、三阴交、百会、安眠、照海、申脉。
配穴	心脾两虚，配心俞、脾俞；心肾不交，配太溪、肾俞；心胆气虚，配心俞、胆俞；肝火扰神，配行间、侠溪；脾胃不和，配足三里、内关；健忘，配四神聪；多梦，配大陵。
方义	心主神明，取心经原穴神门以宁心安神；三阴交为足三阴经交会穴，能调和与不寐密切相关的肝脾肾三脏；脑为元神之府，督脉入属于脑，取督脉穴百会有镇静安神、舒脑安眠的作用；安眠是治疗不寐的经验效穴；跷脉主寤寐，司眼睑之开阖，照海通阴跷脉，申脉通阳跷脉，两穴同用可调和阴阳跷脉以安神。
操作	毫针平补平泻，照海用补法，申脉用泻法。心脾两虚、心胆气虚者，可配合百会，于背俞穴艾灸。

　　3. 其他治疗
　　（1）耳针法：取皮质下、心、神门，毫针刺或用埋针法、压丸法。入睡前或醒后不易入睡时可轻轻按压刺激。
　　（2）皮肤针法：自项至腰部的督脉和足太阳膀胱经背部第一侧线，用皮肤针轻叩至皮肤潮红即可。
　　（3）拔罐法：自项至腰部沿足太阳膀胱经来回走罐，以潮红为度。
　　（4）电针法：取四神聪、风池、神门，选用疏密波形，以患者耐受为度。
　　（5）穴位埋线法：取双侧心俞、肝俞、脾俞、肾俞、气海、关元、足三里、三阴交、内关等穴，每次选 2 ~ 3 穴，用埋线针（0.9mm）安置在所需深度。

〔食疗与预防保健〕

　　1. 高原地区昼夜温差大，随着气温的起伏，人体的阴阳之气交接时容易发生异常，所以日常生活要起居有常，保持心情舒畅，达到"阴平阳秘，精神乃治"的状态。
　　2. 避免过度的有氧运动，保障身体的有氧代谢正常，可服用红景天，提高机体对缺氧环境的适应能力，改善睡眠质量。
　　3. 睡前忌浓茶、咖啡、吸烟，避免从事紧张和兴奋的活动。
　　4. 食疗　百合入心肺二经，能够养阴润肺，清心安神。阴虚火旺者，可以将百合煮熟后加入冰糖或者红枣，帮助入睡。牛奶味甘，性微寒，具有生津止渴、滋润肠道、清热通便、补虚健脾等功效。睡前补充牛奶有助于安神。

| 病案举隅 |

某男，35 岁，与同事争吵后出现失眠症状 1 年余，多梦易惊，胸闷不舒，纳差，二便可。舌红，苔薄黄，脉细弦。

治法　疏肝解郁，镇惊安神。

方药　郁金 10g，合欢皮 10g，酸枣仁 10g，煅磁石 30g，茯神 15g，石菖蒲 10g。7 剂，水煎服，每日 1 剂。

经典赏析

《灵枢·邪客》："夫邪气之客人也，或令人目不瞑不卧出者，何气使然？……今厥气客于五脏六腑，则卫气独卫其外，行于阳，不得入于阴。行于阳则阳气盛，阳气盛则阳跷陷；不得入于阴，阴虚，故目不瞑。黄帝曰：善。治之奈何？伯高曰：补其不足，泻其有余，调其虚实，以通其道而去其邪，饮以半夏汤一剂，阴阳已通，其卧立至。"

《景岳全书·杂证谟·不寐》："如痰如火，如寒气水气，如饮食忿怒之不寐者，此皆内邪滞逆之扰也……思虑劳倦，惊恐忧疑，及别无所累而常多不寐者，总属真阴精血之不足，阴阳不交，而神有不安其室耳。"

《景岳全书·杂证谟·不寐》引徐东皋曰："痰火扰乱，心神不宁，思虑过伤，火炽痰郁，而致不眠者多矣。有因肾水不足，真阴不升，而心阳独亢者，亦不得眠。……有体气素盛，偶为痰火所致，不得眠者，宜先用滚痰丸，次用安神丸、清心凉膈之类。有体气素弱，或因过劳，或因病后，此为不足，宜用养血安神之类。凡病后及妇人产后不得眠者，此皆血气虚而心脾二脏不足，虽有痰火，亦不宜过于攻治，仍当以补养为君，或佐以清痰降火之药。"

《医学心悟·不得卧》："有胃不和卧不安者，胃中胀闷疼痛，此食积也，保和汤主之；有心血空虚卧不安者，皆由思虑太过，神不藏也，归脾汤主之；有风寒邪热传心，或暑热乘心，以致躁扰不安者，清之而神自定；有寒气在内而神不安者，温之而神自藏；有惊恐不安卧者，其人梦中惊跳怵惕是也，安神定志丸主之；有湿痰壅遏神不安者，其证呕恶气闷，胸膈不利，用二陈汤导去其痰，其卧立至。"

第四节

✦ 高血压 ✦

高血压是以动脉压升高为特征，可伴有心脏、脑和肾等器官功能性或器质性改变的全身性疾病。高血压可分为原发性高血压和继发性高血压。原发性高血压也称高血压病，是一种原因尚未清楚的独立性疾病，约占高血压患者总数的 80% ~ 90% 以上。继发性高血压又称症状性高血压，是某些疾病的一个症状，约占高血压患者总数的 10% ~ 20%。另外，平原地区患者进入高原后，由于缺氧产生急性应激反应促进心排血量增加，周围小血管收缩引起体循环动脉压上升并持续存在的疾病，称高原高血压。

本病多属于中医"头痛""眩晕"等范畴。

[病因病机]

1. **饮食失常**　高原地区人群饮食结构相对单调，主要以高盐、厚味为主，长期高盐高脂饮食，损伤脾胃，以致脾虚生痰，痰浊阻滞经络，而发为本病。

2. **痰瘀互结**　高原瘴热为目前公认的高原高血压的发病原因之一，主要是热邪与湿邪交杂，高原热邪蒸腾机体气血经络，日久导致气血瘀滞，加之饮食所生内湿聚集成痰，痰瘀互结而致血压升高。

3. **情志所伤** 多因长期精神紧张或忧思郁怒，使肝气郁结，气郁化火，肝阳上亢，发为本病。

4. **内伤虚损** 高原清气不足，长期肺气受挫，精血内耗，而致肾阴不足，肾精不养肝阴，则肝阴不足，肝阳偏亢，而发为本病。病程日久，阴损及阳，则出现阴阳两虚之证。

[临床表现]

1. 头痛是高血压最常见的症状。疼痛部位通常在后脑部，或两侧太阳穴部位；疼痛呈跳动性，程度较为严重；颈后部可有搏动的感觉。

2. 头晕也是高血压的常见症状。

3. 有的患者也可出现头部的沉重感或压迫感，在晨起后较为明显，在洗刷或早饭之后会有缓解，剧烈运动时又会加重。

4. 部分患者心悸，无法自控，同时可伴有烦躁、失眠。

5. 注意力不集中，记忆力减退。早期多数不明显，但随着病情发展而逐渐加重，主要表现为注意力容易分散，不能集中；记忆力减退，很难记住近期发生的事情，而远期记忆不受影响。

6. 部分患者会有手指麻木和僵硬感，或蚁行感，或双下肢对寒冷特别敏感，走路时腿部疼痛明显，部分患者出现颈背肌肉酸痛、紧张。

7. 长期高血压可导致肾小动脉硬化，还可出现尿频、蛋白尿等症状。

8. 健忘耳鸣，通常是双耳耳鸣，持续时间比较长。高血压患者过了初期之后，很可能会出现健忘耳鸣。这些表现一方面是高血压、血管硬化、脑部供血不足引起的；另一方面可能与神经衰弱有关。

9. 高血压重症。病情较轻者可仅有烦躁、意识模糊；严重者可出现高血压脑病，表现为严重头痛、呕吐、神志改变，甚至可发生抽搐、昏迷、癫痫样发作等。

10. 高原地区高血压患者与平原地区高血压症状相似，多表现有头痛、头晕目眩、心悸失眠、健忘乏力等。但二者相比，高原高血压的症状较多，而血压升高不明显，通常只有轻度或中度升高。另外，高原高血压还可出现呕吐、心悸、食欲降低等表现。

[诊断与鉴别诊断]

(一)诊断要点

1. 高血压通常需要根据患者在非同日 3 次血压测量的结果，并结合患者的典型症状及相关的检查才可以诊断。

2. 确定血压水平及高血压分级

（1）1 级高血压（轻度）：收缩压 140 ~ 159mmHg 和 / 或舒张压 90 ~ 99mmHg。

（2）2 级高血压（中度）：收缩压 160 ~ 179mmHg 和 / 或舒张压 100 ~ 109mmHg。

（3）3 级高血压（重度）：收缩压 ≥ 180mmHg 和 / 或舒张压 ≥ 110mmHg。

（4）单纯收缩期高血压：收缩压 > 140mmHg，但舒张压正常（< 90mmHg）。

（5）单纯舒张期高血压：收缩压正常（< 140mmHg），但舒张压 > 90mmHg。

3. 详细询问病史，判断是否合并其他心血管疾病危险因素，判断高血压的原因，排除继发性高血压。

4. 询问患者有无高血压、脑卒中、糖尿病、血脂异常、冠心病或肾脏病的家族史，包括一级亲属发生心脑血管事件时的年龄。

5. 询问目前及既往有无脑卒中或一过性脑缺血、冠心病、心力衰竭、心房颤动、外周血管病、糖尿病、痛风、血脂异常、性功能异常和肾脏疾病等，以及治疗情况。

6. 了解生活方式诸如盐酒及脂肪的摄入量、吸烟情况、体力活动量、体重变化、睡眠习惯、心理状况等。

7. 评估心、脑、肾等脏器情况，判断患者出现心血管事件的危险程度。

(二)鉴别诊断

1. **一过性高血压** 由于情志因素或就医时临时出现的血压增高。

2. **体位性高血压** 由于下垂部位的静脉有比较严重的重力血管池（即心脏水平面以下部位的静脉或静脉窦受重力作用而形成的膨大部分），当人体处于立位时，淤滞在这些下垂静脉血管池内的血液过多，使回心血量减少，心排出量下降，导致交感神经过度兴奋，全身小血管尤其是小动脉长时间收缩甚至痉挛，造成血压升高。体位性高血压占高血压人群的10%。临床上，体位性高血压一般没有高血压的特点，多数是在体检或偶然的情况下发现，以舒张压升高为主，而且升高的幅度通常较大。少数严重患者有心慌、易疲倦、入睡快等特点。如果检查患者的血液肾素水平，可以发现其比正常人明显增高，甚至超过高血压患者。

〔辨证论治〕

（一）辨证要点

本病辨证要点在于血压升高为主，并伴有头晕、头痛表现，要分清累及脏腑及病证虚实。实证：肝阳上亢者，多表现为头痛易怒，口干口苦，舌红脉弦数；痰瘀阻络者，多兼手足麻木，腹胀痞满，舌质紫暗，苔腻，脉弦。虚证：多为肾亏不足，可见耳鸣等症；肝肾阴虚，则腰膝酸软，五心烦热；阴阳俱虚，则畏寒肢冷，腰膝酸软，舌淡苔白。

在高原高血压中，主要证型为肝肾阴虚证与瘀血阻络证，其次为痰浊中阻证与肝阳上亢证，阴阳俱虚证较为少见。辨证时要结合舌苔脉象综合判断。

（二）治疗原则

实证以平肝息风、活血消痰为主；虚证则围绕滋补肝肾，抓住其病变在肝，根源在肾，关键在脾。结合辨证，兼顾标本虚实论治。

（三）分型论治

1. 肝肾阴虚

证候　头晕耳鸣，目涩视蒙，少寐健忘，腰膝酸软，五心烦热，小便黄短，大便干结；舌红少苔或无苔，脉弦细或细数。

治法　滋补肝肾，养阴除烦。

方药　杞菊地黄汤加减。

杞菊地黄汤由熟地、枸杞子、泽泻、牡丹皮、山茱萸、山药、茯苓、菊花组成。方中熟地、枸杞子益肾阳，养精髓；泽泻泻肾降浊；牡丹皮泻肝火；山茱萸滋肾益肝；山药滋肾补脾；茯苓利脾湿；菊花清肝明目。全方配伍，有滋补肝肾、养阴除烦之疗效。

2. 瘀血阻络

证候　头痛经久不愈，固定不移，心悸，急躁易怒，腹胀痞满，呕吐痰涎，少食多寐，手足麻木，面唇发绀；舌质紫暗，脉象弦涩。

治法　活血祛瘀，疏通血脉。

方药　血府逐瘀汤加减。

血府逐瘀汤由桃仁、红花、当归、生地、川芎、赤芍、枳壳、柴胡、桔梗、牛膝、甘草组成。方中桃仁、红花活血祛瘀，为君药；赤芍、川芎、当归助桃、红活血养血，为臣药。柴胡疏肝解郁，调畅气机；枳壳下气除痞，开胸行气；桔梗开宣肺气，载药上行；牛膝通行血脉，引血下行。柴胡、枳壳、桔梗、牛膝四药相配，升降并用，使清者升，浊者降，血活而气行；生地清热凉血，清心除烦，配当归能养血润燥，上五味共为佐药。甘草调和诸药，为使药。全方配伍，有活血祛瘀、疏通血脉之效。

3. 痰浊中阻

证候　头晕头重，困倦乏力，心胸烦闷，腹胀痞满，呕吐痰涎，少食多寐，手足麻木；舌淡苔腻，脉象弦滑。

治法　健脾化湿，除痰息风。

方药　半夏白术天麻汤加减。

半夏白术天麻汤由半夏、天麻、白术、茯苓、橘红、甘草、生姜、大枣组成。方中半夏燥湿化痰，降逆止呕；天麻化痰息风，而止头眩；二者并用，为治风痰眩晕头痛之佳药，故本方以此二味为主药。以白术为辅，健脾燥湿，与半夏、天麻配伍，燥湿化痰，止晕之效益佳；佐以茯苓健脾渗湿，与白术相合，尤能治痰之本；姜枣调和脾胃；橘红理气化痰；使以甘草和中而调药性。诸药配伍，使风息痰消，眩晕自愈。

4. 肝阳上亢

证候 头晕头痛，面红目赤，烦躁易怒，口干口苦，溲黄便秘；舌红苔黄，脉弦。

治法 平肝潜阳，清热息风。

方药 天麻钩藤饮加减。

天麻钩藤饮由天麻、钩藤、石决明、川牛膝、黄芩、栀子、益母草、杜仲、桑寄生、夜交藤、朱茯神组成。方中天麻、钩藤二药，均入肝经，均有平肝息风之效，且天麻有定眩晕之专长，共为主药。石决明性味咸平，平肝潜阳，除热明目；川牛膝引血下行，直折亢阳，共为辅药，以助主药平肝息风之功。配黄芩、栀子清热泻火，使肝经之热得清而不致偏亢；伍益母草活血利水，川牛膝引血下行，两药均能活血利血，药性下行，有利于肝阳之平降；再用杜仲、桑寄生补益肝肾；夜交藤、朱茯神宁心安神，以上均为佐药。诸药合用，共奏平肝息风、清热宁神、滋补肝肾、引血下行之功，是辨证与辨病相结合，治疗高血压肝阳偏亢之良方。

5. 阴阳两虚

证候 头晕眼花，头痛耳鸣，心悸气短，腰酸腿软，失眠多梦，遗精阳痿，肢冷麻木，夜尿频数或少尿水肿；舌淡苔白，脉象弦细，尺弱。

治法 温补肾阳，化气利水。

方药 济生肾气丸加减。

济生肾气丸由熟地、肉桂、炮附子、山药、山茱萸、茯苓、泽泻、车前子、川牛膝、牡丹皮组成。方中熟地滋补肾阴；肉桂、炮附子温补肾阳，化气利水；山药、山茱萸滋补肝脾，辅助滋补肾中之阴；泽泻、茯苓利水渗湿消肿；牡丹皮清泻肝火；车前子、川牛膝更加强利尿消肿之力。诸药合用，共奏温补肾阳、化气利水之功。

〔预后〕

原发性高血压是一种可控但难以治愈的疾病，需要终生治疗，且长期的高血压易引发心脏病、脑卒中、肾衰竭等严重并发症，继而威胁生命，所以治疗时需要使血压达标并维持长期的血压平稳。高原高血压可能会随着患者回到平原生活而逐渐好转。

〔针灸治疗〕

1. 辨证要点

辨兼症： 急躁易怒，兼面红目赤，舌红，苔干黄，脉弦者，为肝火亢盛；头重脚轻，耳鸣，五心烦热，舌红，苔薄白，脉弦细者，为阴虚阳亢；头痛，头重，胸闷脘痞，苔白腻，脉滑者，为痰湿壅盛；头痛，心悸，气短，唇甲青紫，舌质紫暗，脉细涩者，为气虚血瘀；心悸，耳鸣，腰膝酸软，夜间多尿，舌淡暗，苔薄，脉沉细无力者，为阴阳两虚。

2. 辨证施治

治法 平肝潜阳，调和气血。

主症 头痛，头晕，头胀，眼花，耳鸣，心悸，失眠，健忘。

主穴 百会、风池、曲池、合谷、太冲、三阴交。

配穴 肝火亢盛，配行间；阴虚阳亢，配太溪、肝俞；痰湿壅盛，配足三里、丰隆；气虚血瘀，配气海、膈俞；阴阳两虚，配肾俞、关元；头晕头重，配太阳、头维；心悸怔忡，配内关、神门。

方义 百会泻诸阳之气，平降肝火；风池疏调头部气机，平肝潜阳；太冲疏肝理气，平降肝阳；曲池、合谷清泻阳明，理气降压；三阴交为足三阴经交会穴，可调补肝脾肾以治其根本。

操作 太冲朝涌泉方向透刺，余穴平补平泻。

3. 其他针灸方法

（1）**耳针法：** 取耳尖、降压沟、肾上腺、交感、神门、心，每次取 3～5 穴，毫针刺或用埋针法、压丸法。血压过高者，可在降压沟、耳尖点刺放血。

（2）**三棱针法：** 取耳尖、百会、大椎、印堂、太冲、曲池等穴，每次选 1～2 穴，每穴点刺出血 3～5 滴。

（3）**皮肤针法：** 取项后、气管两侧及腰骶部脊柱两侧，也可取乳突区和前臂掌面正中线，轻、中度叩刺，以皮肤潮红或微出血为度。

（4）**灸法**：取曲池、百会、足三里、涌泉，施以温和灸，每次 20 分钟。

（5）**穴位埋线法**：取心俞、肝俞、肾俞、太冲，用埋线针置入 1cm 长的羊肠线进行埋线。

（6）**穴位贴敷法**：将吴茱萸、川芎（1：1）混合研磨成粉，配合冰片、陈醋加工后，贴敷于神阙穴，每次贴敷 24 小时。

〔**食疗与预防保健**〕

1. 运动能舒筋活络，畅通气血，缓解人的紧张情绪。高血压患者以户外散步、慢跑、太极拳、气功锻炼、保健降压操等节律慢、运动量小，且不需要过度低头弯腰的项目为宜，并以自己活动后不觉疲倦为度。

2. **食疗**　燕麦性平味甘，归肝、脾、胃经，具有补益脾胃、润肠止汗等功效。燕麦中含有丰富的水溶性纤维素，还富含钾、钙等矿物质元素，可有效降低胆固醇，预防高血压。

3. **食疗**　芹菜性凉味甘，归肝、肺、胃经，具有平肝清热、祛风利湿、除烦消肿的功效。常食此物能够祛风平肝利湿、降血压，可用于动脉硬化、高血压的食疗。

▌病案举隅

某男，45 岁，长期定居高原，既往有高血压病史 5 年，平时口服降压药。近日因头晕、头痛伴心慌甚，前来就诊。患者自述头晕、头痛时伴明显腹胀，近日来食少，常欲呕，眠差多梦，手足麻木，观其面唇发绀。舌质紫暗，苔黄略厚，脉弦涩、左手关部尤甚。心率 90 次/min，呼吸 21 次/min，血压 160/130mmHg，血氧饱和度 70%，体型偏胖，心肺腹未见明显异常。

治法　活血祛瘀，疏通血脉。

处方　桃仁 15g，红花 15g，川芎 10g，生地 10g，赤芍 10g，当归 10g，枳壳 10g，柴胡 10g，桔梗 10g，牛膝 10g，橘红 10g，甘草 6g。7 剂，水煎服，每日 1 剂。

经典赏析

《重订严氏济生方·头面门·头痛论治》："夫头者，上配于天，诸阳脉之所聚。凡头痛者，血气俱虚，风寒暑湿之邪伤于阳经，伏留不去者，名曰厥头痛。盖厥者逆也，逆壅而冲于头也。痛引脑巅，甚而手足冷者，名曰真头痛，非药之能愈。又有风热痰厥，气虚肾厥，新沐之后，露卧当风，皆令人头痛。治法当推其所自而调之，无不切中者矣。"

《丹溪心法·头眩》："头眩，痰挟气虚并火。治痰为主，挟补气药及降火药。无痰则不作眩，痰因火动。又有湿痰者，有火痰者。"

《临证指南医案·头痛》："头为诸阳之会，与厥阴肝脉会于巅。诸阴寒邪不能上逆，为阳气窒塞，浊邪得以上据，厥阴风火乃能逆上作痛，故头痛一症皆由清阳不升，火风乘虚上入所致。观先生于头痛治法，亦不外此。如阳虚浊邪阻塞，气血瘀痹而为头痛者，用虫蚁搜逐血络，宣通阳气为主。如火风变动，与暑风邪气上郁而为头痛者，用鲜荷叶、苦丁茶、蔓荆、山栀等辛散轻清为主。如阴虚阳越而为头痛者，用仲景复脉汤、甘麦大枣法，加胶芍牡蛎镇摄益虚，和阳熄风为主。如厥阳风木上触，兼内风而为头痛者，用首乌、柏仁、稆豆、甘菊、生芍、杞子辈熄肝风滋肾液为主。"

《临证指南医案·眩晕》："头为六阳之首，耳目口鼻皆系清空之窍。所患眩晕者，非外来之邪，乃肝胆之风阳上冒耳，甚则有昏厥跌仆之虞。其症有夹痰、夹火、中虚、下虚、治胆、治胃、治肝之分。"

中风

中风又称卒中，是以猝然半身不遂、肌肤不仁、口舌歪斜、言语不利，甚至突然昏仆、不省人事为主要表现的病证，具有发病率高、复发率高、致残率高、死亡率高和生活质量低的特点。

西医学中的急性脑卒中属本病范畴，可参照本节辨证论治。

[病因病机]

本病与季节和温度变化关系密切。在高原，其发病与高原地区独特的气候地形特点有关。高原地区空气稀薄，缺氧，气压较低，再加上入冬猝然变冷，多重因素影响，导致脑部血管收缩，加重脑部供血负担而发病。因此，寒冷等环境因素是导致中风高发的诱因，即古人所谓中风之"外因"，但从临床来看，本病以"内因"为主。

1. 内伤积损 随着身体衰老，正气自虚，或久病迁延，劳逸失度导致气虚，无力运血，脑脉瘀滞，同时阴虚则不能制阳，内风动越，突发本病。

2. 饮食不节 过食辛咸肥腻，喜嗜醇酒，体态肥胖，伤及脾胃，积痰积热，导致脉管气血郁滞，血运不畅而致血瘀脑脉，发为中风。

3. 情志过极 平素暴怒伤肝，肝火上炎，肝风内动，肝风与心火相扇，血随气逆，引起气血逆乱，上冲犯脑，血溢脉外或血瘀脑脉而发为中风，以暴怒引发本病者最为多见。

另外，久居高原，缺氧导致红细胞生成增多，血流缓慢，血液黏稠度和血液凝固性增加，容易形成血栓，血栓阻塞脑络也是中风的常见因素。

[临床表现]

1. 急性起病，发展迅速，症状可能逐渐加重。

2. 中风急性发作期，以半身不遂、口舌歪斜、言语不利，肌肤麻木不仁为主症，未出现神志昏迷等症状，为病在经络，伤及脑脉，病情较轻。

3. 发病即见神志昏蒙或谵语者，为病入脏腑，伤及脑髓，病情较重。

4. 伴随症状多见头晕、目眩、头痛、行走不稳、呛水呛食、目偏不瞬。

5. 症状和体征持续 24 小时以上。

6. 后期可出现情绪低落、寡言少语等郁证，以及能力缺损或神呆不慧、言辞颠倒等中风痴呆表现。

[诊断与鉴别诊断]

（一）诊断要点

1. 具有突然昏仆，不省人事，半身不遂，偏身麻木，口眼歪斜，言语謇涩等典型的临床表现。轻症仅见眩晕，偏身麻木，口眼歪斜，半身不遂等。

2. 多急性起病，好发于 40 岁以上人群。

3. 发病之初多有头晕、头痛、肢体一侧麻木、饮水呛咳等先兆症状。

4. 常有眩晕、头痛、心悸等病史，病发多有情志失调、饮食不当或劳累等诱因。

5. 头颅 MRI 或 CT 扫描发现责任病灶，有助于本病的诊断。

（二）鉴别诊断

1. 口僻 俗称吊线风，主要症状是口眼歪斜，但常伴耳后疼痛，口角流涎，言语不清，而无半身不遂或神志障碍等表现，多因正气不足，风邪入络，气血痹阻所致，不同年龄均可罹患。

2. 厥证 也有突然昏仆、不省人事之表现。一般而言，厥证神昏时间短暂，发作时常伴有四肢逆冷，移时多可自行苏醒，醒后无半身不遂、口眼歪斜、言语不利等表现。

3. 痉证 以四肢抽搐、项背强直，甚至角弓反张为主症，发病时也可伴有神昏，需与中风闭证相鉴别。但痉证之神昏多出现在抽搐之后，而中风患者多在起病时即有神昏，而后可以出现抽搐；痉证抽搐时间长，中风抽搐时间短；痉证患者无半身不遂、口眼歪斜等症状。

4. 痿证 痿证可以有肢体瘫痪、活动无力等类似中风之表现；中风后半身不遂日久不能恢复者，亦可见肌肉瘦削，筋脉弛缓，两者应予以区别。但痿证一般起病缓慢，以双下肢瘫痪或四肢瘫痪，或肌肉萎缩，筋惕肉瞤为多见；而中风的肢体瘫痪多起病急，且以偏瘫不遂为主。痿证起病时无神昏，中风则常有不同程度的神昏。

5. 痫证 痫证发作时起病急骤，突然昏仆倒地，与中风相似。但痫证为阵发性神志异常的疾病，猝发仆地时常口中作声，如猪羊啼叫，四肢频抽而口吐白沫；中风则仆地无声，一般无四肢抽搐及口吐涎沫的表现。痫证之神昏多为时短暂，移时可自行苏醒，醒后一如常人，但可再发；中风患者昏仆倒地，神昏症状严重，持续时间长，难以自行苏醒，需及时治疗，方可逐渐清醒。中风多伴有半身不遂、口眼歪斜等症，亦与痫证不同。

[辨证论治]

（一）辨证要点

1. 辨中经络、中脏腑 中经络者虽有半身不遂、口眼歪斜、语言不利，但意识清楚；中脏腑则昏不知人，或神志昏糊、迷蒙，伴见肢体不用。

2. 中脏腑辨闭证与脱证 闭证属实，因邪气内闭清窍所致，症见神志昏迷、牙关紧闭、口噤不开、两手握固、肢体强痉等。脱证属虚，乃为五脏真阳散脱，阴阳即将离决之候，临床可见神志昏愦无知、目合口开、四肢松懈瘫软、肢冷汗多、二便自遗、鼻息低微等。此外，还有阴竭阳亡之分，并可相互关联。闭证常见于骤起，脱证则由闭证恶变转化而成，并可见内闭外脱之候。

3. 闭证当辨阳闭和阴闭 阳闭有瘀热痰火之象，如身热面赤，气粗鼻鼾，痰声如拽锯，便秘溲黄，舌苔黄腻，舌绛干，甚则舌体卷缩，脉弦滑而数；阴闭有寒湿痰浊之征，如面白唇紫，痰涎壅盛，四肢不温，舌苔白腻，脉沉滑等。

4. 辨病期 根据病程长短，分为3期。急性期为发病后2周以内，中脏腑可至1个月；恢复期指发病后2周或1个月至半年内；后遗症期指发病半年以上。

（二）治疗原则

中风急性发作期，以祛邪为主，常用平肝息风、活血通络、滋养肝肾等治法；中脏腑者，以醒神开窍为治则。多数患者经过积极治疗后，病情可逐渐恢复或缓解；恢复期及后遗症期，经辨证论治后，以化痰祛瘀、滋养肝肾、益气养血并用。

（三）分型论治

1. 中经络
（1）风阳上扰

证候 发病突然，半身不遂，肌肤麻木不仁，言语不利，平素多不节饮食，急躁易怒，头痛，眩晕，面红目赤，便干；舌红苔黄，脉弦数。

治法 清肝泻火，息风潜阳。

方药 天麻钩藤饮加减。

天麻钩藤饮由天麻、钩藤、石决明、杜仲、川牛膝、桑寄生、栀子、黄芩、益母草、朱茯神、夜交藤组成。方中天麻、钩藤平肝息风，为君药。石决明咸寒质重，功能平肝潜阳，并能除热明目，与君药合用，加强平肝息风之力；川牛膝引血下行，并能活血利水，共为臣药。杜仲、桑寄生补益肝肾以治本；栀子、黄芩清肝降火，以折其亢阳；益母草合川牛膝活血利水，有利于平降肝阳；夜交藤、朱茯神宁心安神，均为佐药。诸药合用，共奏清肝泻火、息风潜阳之功。

若头痛较重，减杜仲、桑寄生，加川芎、木贼草、菊花、桑叶，活血疏肝止痛；若急躁易怒较重，可加牡丹皮、生白芍、珍珠母，清热疏肝；若兼便秘不通，减杜仲、桑寄生，加生大黄、玄参等，泻火通便。

（2）风痰阻络

证候 头晕目眩，肌肤麻木不仁，口舌歪斜，甚则半身不遂，舌质暗淡；舌苔白腻，脉弦滑。

治法 息风化痰，活血通络。

方药 半夏白术天麻汤加减。

半夏白术天麻汤由半夏、天麻、白术、茯苓、橘红、生姜、大枣、甘草组成。方中以半夏燥湿化痰、降逆止呕，天麻平肝息风而止头眩，二者共为君药；白术运脾燥湿，茯苓健脾渗湿为臣；橘红理气化痰，生姜、大枣调和脾胃为佐；甘草协调诸药为使。

若眩晕较重且痰多者，加胆南星、天竺黄、珍珠粉，清热豁痰；若肢体麻木，加丹参、桃仁、红花，活血通络；若便干便秘，加知母、瓜蒌，清热润汤通便；风痰瘀结，日久化热，伴有面红耳赤、口舌咽干等热证者，不宜久服本方，以免过于温燥，助热生火。

（3）阴虚风动

证候 半身不遂，一侧手足沉重麻木，言语不利，头晕头痛，耳鸣目眩，双目干涩，腰酸腿软，少眠多梦；舌质暗红，少苔或无苔，脉细弦或细弦数。

治法 滋养肝肾，潜阳息风。

方药 镇肝熄风汤加减。

镇肝熄风汤由怀牛膝、生赭石、生龙骨、生牡蛎、龟甲、白芍、玄参、天冬、茵陈、川楝子、生麦芽、甘草组成。方中怀牛膝归肝、肾经，入血分，性善下行，故重用以引血下行，并有补益肝肾之效，为君。生赭石质重沉降，镇肝降逆，合怀牛膝以引气血下行，急治其标；生龙骨、生牡蛎、龟甲、白芍益阴潜阳，镇肝息风，共为臣药。玄参、天冬下走肾经，滋阴清热，合龟甲、白芍滋水以涵木，滋阴以柔肝；肝为刚脏，性喜条达而恶抑郁，过用重镇之品，势必影响其条达之性，故又以茵陈、川楝子、生麦芽清泄肝热，疏肝理气，以遂其性，以上俱为佐药。甘草调和诸药，合生麦芽能和胃安中。

若痰盛者，可去龟甲，加胆南星、竹沥，清热化痰息风；若心烦失眠者，加莲子心、栀子、首乌藤，清心安神；若头痛重者，可加生石决明、珍珠母，清肝热止痛，另外还可酌情加入通窍活络的药物，如地龙、全蝎、红花。

2. 中脏腑

证候 突然昏仆，不省人事；牙关紧闭，口噤不开，两手握固，大小便闭，肢体强痉，兼有面赤身热，气粗口臭，躁扰不宁；舌苔黄腻，脉弦滑而数。

治法 壮水柔肝，开窍醒神。

方药 羚羊角汤合安宫牛黄丸加减。

羚羊角汤由羚羊角、龟甲、生地、白芍、牡丹皮、柴胡、薄荷、菊花、夏枯草、蝉蜕、红枣、生石决明组成。安宫牛黄丸由牛黄、犀角（现禁用，可用相应代用品，如水牛角）、郁金、黄芩、黄连、麝香、栀子、朱砂、雄黄、冰片、珍珠、金箔等药物组成。羚羊角汤中羚羊角、龟甲清热息风，平肝凉血，为主药；白芍、生地滋阴活血，凉血柔肝；牡丹皮、柴胡、薄荷、菊花、夏枯草清热疏肝；蝉蜕、生石决明息风止痉。安宫牛黄丸中牛黄味苦性凉，善清心解毒，豁痰开窍；麝香通行十二经，善于开窍通关，为开窍醒神回苏的要药，共为君药。水牛角清心凉血解毒而定惊；黄连、黄芩、栀子助牛黄清热泻火解毒；冰片、郁金芳香辟秽，通窍开闭，助麝香以开窍，同为臣药。朱砂镇心安神，珍珠清心安神，以除烦躁不安；雄黄豁痰解毒，共为佐药。蜂蜜和胃调中，为使药；金箔为衣，取其重镇安神之效。两方加减合用，可达清热解毒、醒脑开窍、凉血豁痰、镇心醒神之功效。

若痰盛神昏，可合用至宝丹或清宫汤；若热闭神志昏迷兼有抽搐，可加全蝎、蜈蚣，或合用紫雪丹。临床还可选用清开灵注射液或醒脑静注射液静脉滴注。

〔**预后**〕

中风的发病率、致残率、致死率都比较高，即便患者能够康复，也会留下一定的后遗症，导致患者语言、认知以及运动等方面出现障碍。近年比较突出的中风后遗症如抑郁、睡眠障碍等发病率呈上升趋势，临床改善症状的同时应重点兼顾此类病症的治疗。

〔**针灸治疗**〕

1. 辨证要点

（1）辨中经络与中脏腑：意识清楚，半身不遂，口角歪斜，言语不利，为中经络；突然昏仆，不省人事，或神志恍惚、嗜睡，兼见半身不遂，口角歪斜，为中脏腑。中经络者病位较浅，病情较轻；中脏腑者病位较深，病情较重。

（2）中经络者，辨兼症：兼面红目赤，眩晕头痛，口苦，舌红或绛，苔黄，脉弦有力者，为肝阳暴亢；兼肢体麻木或手足拘紧，头晕目眩，苔腻，脉弦滑者，为风痰阻络；口黏痰多，腹胀便秘，舌红，苔黄腻或灰黑，脉弦滑大者，为痰热腑实；兼肢体软弱，偏身麻木，面色淡白，气短乏力，舌暗，苔白腻，脉细涩者，为气虚血瘀；兼肢体麻木，手足拘紧，眩晕，耳鸣，舌红，苔少，脉细涩者，为阴虚风动。

（3）中脏腑者，辨闭证与脱证：神昏，牙关紧闭，口噤不开，两手握固，肢体强痉，大小便闭者，为闭证，属实；昏聩无知，目合口开，四肢瘫软，手撒肢冷，汗多，二便自遗，脉细微欲绝者，为脱证，属虚。

2. 辨证施治

（1）中经络

治法 疏通经络，醒脑调神。

主症 意识清楚，半身不遂，口角歪斜，言语不利。

主穴 水沟、内关、三阴交、极泉、尺泽、委中。

配穴 肝阳暴亢，配太冲、太溪；风痰阻络，配丰隆、合谷；痰热腑实，配曲池、内庭、丰隆；气虚血瘀，配气海、血海、足三里；阴虚风动，配太溪、风池。口角歪斜，配颊车、地仓；语言不利，配廉泉、通里、哑门；上肢不遂，配肩髃、曲池、手三里、合谷；下肢不遂，配环跳、足三里、风市、阳陵泉、悬钟、太冲；头晕，配风池、完骨、天柱；足内翻，配丘墟、照海；足外翻，配太溪、中封；便秘，配天枢、丰隆、支沟；吞咽困难，配廉泉、金津、玉液；复视，配风池、天柱、睛明、球后；尿失禁、尿潴留，配中极、曲骨、关元。

方义 中风病位在脑，督脉入络脑，水沟为督脉要穴，可醒脑开窍，调神导气；心主血脉、藏神，内关为心包经络穴，可调理心气、疏通气血；三阴交为足三阴经交会穴，可滋补肝肾；极泉、尺泽、委中可疏通肢体经络。

操作 水沟斜向上刺，以眼球湿润为度；余穴取患侧，内关用泻法；针极泉时，避开动脉，直刺进针，用提插泻法，以患者上肢有麻胀感和抽动感为度；尺泽、委中直刺，用提插泻法，使肢体抽动；三阴交用提插补法，可用电针。

（2）中脏腑

1）闭证

治法 平肝息风，醒脑开窍。

主症 神昏，牙关紧闭，口噤不开，两手握固，肢体强痉，大小便闭。

主穴 水沟、内关、太冲、十二井穴。

配穴 牙关紧闭，配颊车、合谷；语言不利，配廉泉、哑门、关冲。

方义 脑为元神之府，督脉入络脑，水沟为督脉穴，可醒脑开窍，调神导气；内关为心包经络穴，可调理心气，促进气血运行；太冲为足厥阴肝经原穴，可降逆平肝；十二井穴点刺出血，可开窍启闭。

操作 水沟斜向上刺，以眼球湿润为度；十二井穴用三棱针点刺出血；余穴毫针刺，用泻法。

2）脱证

治法 回阳固脱。

主症 神昏，目合口开，四肢瘫软，手撒肢冷，汗多，二便自遗，脉细微欲绝。

主穴 关元、神阙。

方义 关元、神阙均为任脉穴位，为元气所系部位，故重灸两穴，以回阳救逆。

操作 神阙用隔盐灸，关元用大艾炷隔姜灸，灸至四肢转温为止。

3. 其他针灸方法

（1）**头针法**：取顶颞前斜线、顶颞后斜线、顶旁1线及顶旁2线，快速捻转2～3分钟，每次留针30分钟。

（2）**电针法**：在患侧上、下肢各选一组穴位，采用断续波或疏密波，以肌肉微颤为度，每次通电20～30分钟。

（3）**穴位注射法**：选四肢穴位臂臑、曲池、手三里、外关、环跳、阳陵泉、足三里、三阴交中的2～4个，用丹参注射液或复方当归注射液，每穴注射1ml，隔日1次。适用于半身不遂。

（4）**火针法**：选患侧肩髃、臂臑、曲池、手三里、外关、环跳、阳陵泉、足三里、三阴交等穴，火针点刺，隔日1次。

（5）**皮肤针法**：轻、中度叩刺头部膀胱经与胆经、头部督脉，以皮肤潮红或微出血为度。

（6）**温针灸法**：上肢取肩髃、曲池等穴，下肢取血海、阴陵泉等穴，均取患侧穴位，针刺得气后在针柄上安置1.5cm艾条，点燃，每次每穴灸3壮。

［食疗与预防保健］

1. 控制情绪，改变不良饮食习惯，控制体重，坚持适当运动等。对于已经罹患中风的人群，应当积极采取治疗性干预措施，预防中风再次发生和中风后痴呆、抑郁、睡眠障碍等继发病症的发生，降低致残率和死亡率。

2. 老年人尤其患有心脑血管基础病的人群，要注意季节和温度的变化，骤冷天气尽量减少外出，注意保暖。

3. 限制脂肪摄入量，降低每日膳食脂肪量，减少动物脂肪的摄入，比如烹调时用豆油、花生油、玉米油等植物油，同时要限制食用烟熏、含有大量食盐制作的风干肉类。

4. 食疗　多食含维生素及胡萝卜素的新鲜蔬菜和水果，比如菠菜、红萝卜、苦瓜，三者均性平味甘或寒凉，具有清心利尿、清热活血之效。现代研究显示，三者中某些成分对于扩张血管、降血压有良好的效果。

▌病案举隅▐

某男，72岁，突然口眼歪斜，左侧半身不遂1天。自述20年前开始发现血压升高，平素常感眩晕头痛，耳鸣面赤，腰腿酸软，突然发生口眼歪斜，口角流涎，语言謇涩，左半身不遂，舌体歪斜颤动。舌质红，舌苔黄腻，脉弦细数。

治法　滋养肝肾，潜阳息风。

方药　怀牛膝30g，生赭石30g，生龙骨15g，生牡蛎15g，生龟甲15g，生杭芍15g，玄参15g，天冬15g，川楝子6g，生麦芽6g，茵陈6g，石决明6g，甘草6g。7剂，水煎服，每日1剂。

经典赏析

《素问·生气通天论》："大怒则形气绝，而血菀于上，使人薄厥。"

《素问·调经论》："血之与气并走于上，则为大厥，厥则暴死。气复反则生，不反则死。"

《金匮要略·中风历节病脉证并治》："寸口脉浮而紧，紧则为寒，浮则为虚；寒虚相搏，邪在皮肤。浮者血虚，络脉空虚，贼邪不泻，或左或右，邪气反缓，正气即急，正气引邪，喎僻不遂。邪在于络，肌肤不仁；邪在于经，即重不胜；邪入于腑，即不识人；邪入于脏，舌即难言，口吐涎。"

《素问玄机原病式·火类》："暴病暴死，火性疾速故也。斯由平日衣服饮食，安处动止，精魂神志，性情好恶，不循其宜而失其常，久则气变兴衰而为病也。或心火暴甚而肾水衰弱不能制之，热气怫郁，心神昏冒，则筋骨不用，卒倒而无所知，是为僵仆也。甚则水化制火，热甚而生涎，至极则死；微则发过如故，至微者，但眩瞑而已，俗云暗风。由火甚制金，不能平木，故风木自甚也。"

《医经溯洄集·中风辨》："中风者，非外来风邪，乃本气病也。凡人年逾四旬，气衰之际，或因忧喜忿怒，伤其气者，多有此疾。壮岁之时无有也，若肥盛则间有之，亦是形盛气衰而如此。……殊不知因于风者，真中风也。因于火、因于气、因于湿者，类中风而非中风也。……辨之为风，则从昔人以治。辨之为火、气、湿，则从三子以治，如此庶乎析理明而用法当矣。"

《景岳全书·杂证谟·非风》："凡非风口开眼闭，手撒遗尿，吐沫直视，声如鼾睡，昏沉不醒，肉脱筋痛之极，发直，摇头上窜，面赤如妆，或头重，面鼻山根青黑，汗缀如珠，痰声漉漉者，皆不治。非风之脉，迟缓可生，急数弦大者死。"

《临证指南医案·中风》："今叶氏发明内风，乃身中阳气之变动。肝为风脏，因精血衰耗，水不涵木，木少滋荣，故肝阳偏亢，内风时起，治以滋液熄风，濡养营络，补阴潜阳……或风阳上僭，痰火阻窍，神志不清，则有至宝丹芳香宣窍，或辛凉清上痰火。"

第六节

☙ 头痛 ☙

头痛，亦称头风，是以自觉头部疼痛为特征的一种常见病证。头痛既可单独出现，亦可见于多种疾病的过程中。在高原地区，高海拔、低气压、缺氧、干燥、风沙的自然环境以及居民生活饮食习惯，对头痛发作存在一定影响。在急性高原反应中，头痛的发生率最高。

西医学中的血管性头痛、紧张性头痛、三叉神经痛、外伤后头痛，以及部分颅内疾病、神经症、某些感染性疾病、五官科疾病所致头痛等，均可参照本节内容辨证施治。

[病因病机]

根据病因，头痛分为外感和内伤两类。

1. 外感头痛 多为外邪上扰清空，壅滞经络，络脉不通，以风邪为主，且多兼夹他邪，如寒、湿、热等。若风邪夹寒邪，凝滞血脉，络道不通，不通则痛；若风邪夹热，风热炎上，清空被扰，而发头痛；若风夹湿邪，阻遏阳气，蒙蔽清窍，可致头痛。

2. 内伤头痛 多与肝、脾、肾三脏的功能失调有关。头痛因于肝者，或因肝失疏泄，气郁化火，阳亢火升，上扰头窍而致；或因肝肾阴虚，肝阳偏亢而致。头痛因于肾者，多因房劳过度，或禀赋不足，使肾精久亏，无以生髓，髓海空虚，发为头痛。头痛因于脾者，或因脾虚化源不足，气血亏虚，清阳不升，头窍失养而致头痛；或因脾失健运，痰浊内生，阻塞气机，浊阴不降，清窍被蒙而致头痛。若因头部外伤，或久病入络，气血凝滞，脉络不通，亦可发为瘀血头痛。

另外，头部外伤或久病入络亦可导致头痛。跌仆闪挫，头部外伤或久病入络，气血滞涩，瘀血阻滞脑络，不通则痛，发为头痛。另外，缺氧引起红细胞代偿性增加，血液黏稠度增高，导致血流缓慢，在一定程度上诱发或加重头痛的发生。

[临床表现]

1. 以头部疼痛为主要临床表现，疼痛部位可发生在前额、两颞、颠顶、枕项或全头部。

2. 疼痛性质可为跳痛、刺痛、胀痛、灼痛、重痛、空痛、昏痛、隐痛等。

3. 头痛发作形式可为突然发作，或缓慢起病，或反复发作，时痛时止。疼痛的持续时间可长可短，可数分钟、数小时或数天、数周，甚则长期疼痛不已。

[诊断与鉴别诊断]

（一）诊断要点

1. 以头部疼痛为主要症状，可发生在前额、两颞、颠顶、枕项或全头等部位；头痛较甚者，可伴见恶心呕吐、畏光、烦躁等症。

2. 外感头痛，一般起病较急，病势较剧，呈掣痛、跳痛、灼痛、重痛或痛无休止，且有外感史并伴外感表证。

3. 内伤头痛，一般起病缓慢，反复发作，病程较长，呈胀痛、刺痛、空痛、昏痛或隐隐而痛，多无外感史，常伴饮食不节、劳倦、房事不节、病后体虚等。

（二）鉴别诊断

1. 眩晕 头痛与眩晕可单独出现，也可同时出现，二者对比，头痛之病因有外感与内伤两方面，眩晕则以内伤为主。对于临床表现，头痛以疼痛为主，实证较多；而眩晕则以昏眩为主，虚证较多。

2. 真头痛 真头痛为头痛的一种特殊重症，其特点为起病急骤，多表现为突发的剧烈头痛，持续不解，阵发加重，手足逆冷至肘膝，甚至呕吐如喷、肢厥、抽搐。本病凶险，应与一般头痛区别。

[辨证论治]

（一）辨证要点

1. 辨外感与内伤 外感头痛多因外邪致病，起病较急，一般疼痛较剧，病程较短，多伴有外感表证，以实证为多。内伤头痛多起病缓慢，反复发作，病程较长，痛势绵绵，遇劳加重，时作时止，以虚证为多。

2. 辨头痛部位 太阳头痛，痛在脑后，下连于项；阳明头痛，痛在前额部及眉棱骨处；少阳头痛，痛在头之两侧，并连及于耳；厥阴头痛，多痛在颠顶部位，或连目系；太阴、少阴头痛多以全头疼痛为主。

3. **辨头痛性质** 因于风寒者，头痛剧烈且连项背；因于风热者，头胀而痛；因于风湿者，头痛如裹；因于痰湿，头痛而重；因于肝阳，头痛而胀；因于肝火，头部跳痛、灼痛；因于瘀血，头部刺痛，痛处固定不移；因于虚者，多呈隐痛、空痛或昏痛。

4. **辨病势顺逆** 若起病急骤，头痛如破，短时间内出现神昏伴颈项强直，呕吐如喷，甚者旦发夕死者，属真头痛，病势凶险；因于外感，头痛剧烈而见神志变化，或肢体强痉抽搐，甚或角弓反张者，为脑髓受损或脑络破裂所致，皆属于逆证，预后不良。

（二）治疗原则

外感头痛属实证，以风邪为主，主以疏风，兼以散寒、清热、祛湿。内伤头痛多属虚证或虚实夹杂证，虚者以滋阴养血、益肾填精为主；实证当平肝、化痰、行瘀；虚实夹杂者，酌情兼顾并治。

（三）分型论治

1. 外感头痛
（1）风寒头痛

证候 头痛时作，连及项背，呈掣痛样，时有拘急收紧感，常伴恶风畏寒，遇风尤剧，头痛喜裹，口不渴；舌淡红，苔薄白，脉浮或浮紧。

治法 疏风解表，散寒止痛。

方药 川芎茶调散加减。

川芎茶调散由川芎、荆芥、薄荷、羌活、细辛、白芷、防风、甘草组成，服时以清茶调下。方中川芎为君，血中气药，上行头目，善于活血祛风止头痛，为治疗诸经头痛之要药；薄荷、荆芥辛散上行，助君药疏风止痛，共为臣药；羌活、白芷、细辛、防风疏风止痛，共为佐药；茶叶既能清利头目，又能防止辛温药耗散伤正，也为佐药；甘草益气，调和药性，为佐使药。诸药配伍，共奏疏风解表、散寒止痛之功。

（2）风热头痛

证候 头痛而胀，甚则头胀如裂，发热或恶风，面红目赤，口渴喜饮，便秘尿赤；舌尖红，苔薄黄，脉浮数。

治法 疏风清热，和络止痛。

方药 芎芷石膏汤加减。

芎芷石膏汤由川芎、白芷、石膏、菊花、藁本、羌活组成。方中川芎、白芷、藁本、羌活疏风止痛，其中川芎为治疗诸经头痛之要药，白芷偏治阳明经头痛，藁本偏治颠顶头痛，羌活偏治太阳经头痛；石膏清热养阴生津；菊花疏散风热，平抑肝阳，以治疗肝火上炎导致的面红目赤诸症。诸药合用，共奏疏风清热、和络止痛之功。

若烦热口渴，舌红少津，可重用石膏，配知母、天花粉、芦根，清热生津；若伴大便秘结，口舌生疮，可合用黄连上清丸，清热通便，引火下行；若伴鼻流浊涕如脓，鼻根及鼻旁疼痛，加苍耳子、辛夷、鱼腥草等，通窍止痛。

（3）风湿头痛

证候 头痛如裹，肢体困重，胸闷纳呆，小便不利，大便或溏；舌淡苔白腻，脉濡。

治法 祛风胜湿，通窍止痛。

方药 羌活胜湿汤加减。

羌活胜湿汤由羌活、独活、川芎、防风、蔓荆子、藁本、炙甘草组成。方中羌活、独活共为君药，二者皆为辛苦温燥之品，辛散祛风，味苦燥湿，性温散寒，故皆可祛风除湿，通利关节；其中，羌活善祛上部风湿，独活善祛下部风湿，两药相合，能散一身上下之风湿，通利关节而止痛。臣以防风、藁本祛风胜湿，且善止头痛。佐以川芎活血行气，祛风止痛；蔓荆子祛风止痛，清利头目以通窍。使以炙甘草，调和诸药。综合全方，以辛苦温散之品为主组方，共奏祛风胜湿、通窍止痛之效。

2. 内伤头痛
（1）肝阳头痛

证候 头胀痛而眩，以两侧为主，心烦易怒，口苦面红，或兼胁痛；舌红苔薄黄，脉弦数。

治法 平肝潜阳，清热止痛。

方药 天麻钩藤饮加减。

天麻钩藤饮由天麻、钩藤、石决明、川牛膝、桑寄生、杜仲、栀子、黄芩、益母草、朱茯神、夜交藤组成。方中天麻、钩藤平肝息风，为君药。石决明咸寒质重，功能平肝潜阳，并能除热明目，与君药合用，加强平肝息风之力；川牛膝引血下行，并能活血利水，共为臣药。杜仲、桑寄生补益肝肾以治本；栀子、黄芩清肝降火，以折其亢阳；益母草合川牛膝活血利水，有利于平降肝阳；夜交藤、朱茯神宁心安神，均为佐药。诸药合用，共奏平肝潜阳、清热止痛之功。

（2）血虚头痛

证候 头痛而晕，心悸怔忡，神疲乏力，面色少华；舌质淡，苔薄白，脉细弱。

治法 滋阴养血，活血止痛。

方药 加味四物汤化裁。

加味四物汤由熟地、白芍、当归、川芎、白术、牡丹皮、延胡索、甘草、柴胡组成。此方用四物汤滋脾胃之阴血；用柴胡、白芍、牡丹皮宣肝经之风郁；用甘草、白术、延胡索入于表里之间，通乎经络之内，用之止痛。

若见神疲乏力，遇劳加重，气短懒言，汗出恶风等，可加黄芪、党参，益气固表；若头晕耳鸣、虚烦少寐、腰膝酸软，可加五味子、山茱萸，滋补肾阴。

（3）气虚头痛

证候 头痛隐隐，时发时止，遇劳则加重，纳食减少，倦怠乏力，气短自汗；舌质淡，苔薄白，脉细弱。

治法 益气升清，调和脾胃。

方药 益气聪明汤加减。

益气聪明汤由黄芪、人参、升麻、葛根、蔓荆子、白芍、黄柏、甘草组成。方中人参、黄芪甘温以补脾胃；甘草甘缓以和脾胃；葛根、升麻、蔓荆子轻扬升发，能入阳明，鼓舞胃气，上行头目，中气既足，清阳上升，则九窍通利，耳聪而目明矣；白芍敛阴和血，黄柏补肾生水，盖目为肝窍，耳为肾窍，故又用二者平肝滋肾也。诸药配伍，益气升阳，共治不荣则痛之气虚头痛。

若头痛绵绵不休，心悸，失眠者，加当归、熟地黄、何首乌，滋阴养血；若畏寒怕冷，手足欠温，加附子、肉桂、葱白等，温阳止痛。

（4）痰浊头痛

证候 头痛昏蒙沉重，胸脘痞闷，纳呆呕恶；舌淡苔白腻，脉滑或弦滑。

治法 化痰降逆，健脾祛湿。

方药 半夏白术天麻汤加减。

半夏白术天麻汤由半夏、白术、天麻、橘红、茯苓、甘草、生姜、大枣组成。方中半夏燥湿化痰，天麻平肝息风，两者合用，为治风痰头痛之要药；白术、茯苓健脾祛湿，以治生痰之源；橘红理气化痰，脾气顺则痰消；甘草调和诸药；煎加姜、枣调和脾胃，生姜兼制半夏之毒。诸药相配，降逆化痰，标本兼顾。

头痛较剧者，可加延胡索、藿香，以增强化湿止痛之效。

（5）肾虚头痛

证候 头痛且空，眩晕耳鸣，腰膝酸软，神疲乏力，少寐健忘，遗精带下；舌红少苔，脉细无力。

治法 补肾填精，益髓止痛。

方药 大补元煎加减。

大补元煎由人参、山药、熟地黄、杜仲、枸杞子、当归、山茱萸、炙甘草组成。方中人参与熟地相配，即是景岳之两仪膏，善治精气大耗之证；当归补血和血，助滋阴养血之力；山药补益脾胃，增加人参补气健脾之功；枸杞子补肾益精，养肝明目，助主药以滋阴养血；杜仲补益肝肾，强筋壮骨；山茱萸补益肝肾，收敛固涩；炙甘草益气和中，调和诸药。

（6）瘀血头痛

证候 头痛经久不愈，痛处固定不移，痛如锥刺，或有头部外伤史；舌质紫暗，可见瘀斑、瘀点，苔薄白，脉细或细涩。

治法 活血化瘀，行气止痛。

方药 通窍活血汤加减。

通窍活血汤由赤芍、川芎、桃仁、红花、麝香、老葱、大枣、黄酒组成。方中桃仁、红花活血祛瘀；麝香芳香走上，开窍醒神；赤芍、川芎行气活血，助桃仁、红花活血祛瘀之效；生姜、老葱行气通阳利窍；大枣缓和芳香辛散药物之性；黄酒通络，也可引药上行。诸药配合，能更好地上行头面而活血通窍以止头痛。

若头痛较剧，可加全蝎、蜈蚣、土鳖虫等虫类药，通络止痛；若久痛不已，兼见神疲乏力，少气懒言，脉细弱无力，加黄芪、党参、当归，补气养血；若畏寒明显，酌加桂枝、细辛、附子等，温阳散寒。

[针灸治疗]

1. 辨证要点

（1）**辨经络**：枕部痛或下连于项者，为太阳头痛；额痛或兼眉棱骨、鼻根部痛者，为阳明头痛；两侧头痛者，为少阳头痛；巅顶痛或连于目系者，为厥阴头痛。

（2）**辨虚实**：感受寒邪，发病较急，痛无休止，头痛连及项背，痛势剧，多表现为掣痛、跳痛、灼痛、胀痛、重痛，外感表证明显者，多属实证；起病较缓，反复发作，时轻时重，痛势较缓，常伴头晕，遇劳或情志刺激而发作、加重，多表现为隐痛、空痛、昏痛，多属虚证或虚实夹杂之证。

（3）**辨兼症**：头痛连及项背，兼恶风畏寒，苔薄白，脉浮紧者，为风寒头痛；头痛而胀，兼发热，苔黄，脉浮数者，为风热头痛；头痛如裹，兼肢体困重，苔白腻，脉濡者，为风湿头痛；头胀痛、跳痛、掣痛，或两侧、巅顶作痛，兼心烦易怒，口苦，脉弦者，为肝阳上亢头痛；头痛昏蒙，兼胸闷脘胀，苔白腻，脉滑者，为痰浊头痛；头痛迁延日久，或头部有外伤史，痛处固定不移，舌紫暗，脉细涩者，为瘀血头痛；头空痛、昏痛，兼神疲无力，面色不华，舌淡苔白，脉细弱者，为血虚头痛。

2. 辨证施治

治法 调和气血，通络止痛。

主症 头部疼痛，发病较急，痛无休止，外感表证明显，为外感头痛；疼痛反复发作，时轻时重，常伴头晕，遇劳或情志刺激而发作、加重，为内伤头痛。

主穴 百会、太阳、风池、阿是穴、合谷。

配穴 太阳头痛，配天柱、后溪、昆仑；阳明头痛，配印堂、内庭；少阳头痛，配率谷、外关、足临泣；厥阴头痛，配四神聪、太冲、内关。风寒头痛，配风门、列缺；风热头痛，配曲池、大椎；风湿头痛，配头维、阴陵泉；肝阳上亢头痛，配太溪、太冲；痰浊头痛，配中脘、丰隆；瘀血头痛，配血海、膈俞；血虚头痛，配脾俞、足三里。

方义 百会、太阳、风池、阿是穴可疏导头部经气，祛除外邪；风池为足少阳胆经与阳维脉的交会穴，又能祛风活血，通络止痛；合谷为行气止痛要穴，善治头面诸疾。诸穴合用，共奏通经活络止痛之效。

操作 毫针刺，虚补实泻，寒证可加灸。头痛剧烈者，阿是穴可采用强刺激和久留针。瘀血头痛可在阿是穴点刺放血。

3. 其他针灸方法

（1）**耳针法**：取脑、额、枕、神门、肝，每次选2~3穴，毫针刺或用埋针法、压丸法。顽固性头痛可在耳背静脉点刺放血。

（2）**皮肤针法**：取太阳、印堂、阿是穴，中、重度叩刺，使少量出血，适用于外感头痛，瘀血头痛。

（3）**穴位注射法**：取风池穴，用1%利多卡因溶液或维生素 B_{12} 注射液，每穴注射0.5~1.0ml，每日或隔日1次，适用于顽固性头痛。

（4）**穴位埋线法**：取风池、太阳、合谷、阿是穴，常规消毒麻醉后，将羊肠线0.5cm插入9号腰椎穿刺针针管内，持针刺入上述穴位，得气后将羊肠线埋入，出针后用创可贴敷盖针孔。

（5）**电针法**：取百会、神庭、风池、阿是穴，于上述穴位针刺，有针感后再通电至耐受为度，采用低频电针，每次20分钟。

（6）**刺络放血法**：取太阳穴，以小三棱针刺络拔罐放血约3ml。

［食疗与预防保健］

1. 防外感、避风寒，顺应四时变化，寒温适宜，起居定时，注意休息，抵御外邪侵袭；适当加强体育锻炼，以增强体质抵御外邪。

2. 保持情绪舒畅，避免精神刺激。由焦虑和抑郁等引起的紧张性头痛，宜佐以心理疏导及音乐疗法。

3. 饮食宜清淡，禁食肥甘厚腻、辛辣发物，禁烟戒酒，多食脊髓、牛乳等血肉有情之品，以滋养脑髓，使其荣而不痛。

4. 食疗　玫瑰花性温，味甘、微苦，归肝、脾经，具有行气解郁、和血止痛的功效。每日取玫瑰花 6g，代茶饮，可缓解头痛症状。

▎病案举隅▎

某男，38 岁，高原定居，经常头痛，目眩、心烦已数年，性情急躁，记忆力显著减退，小便微黄，大便如常，食纳尚佳。脉象浮取微浮，沉取弦细有力，舌红、边缘不齐，舌苔微腻。

治法　清热降火，养阴祛风。

方药　桑叶 6g，菊花 6g，僵蚕 6g，刺蒺藜 10g，川芎 6g，藁本 6g，牡丹皮 6g，炒山栀 6g，龙胆 6g，玄参 6g，甘草 3g，荷叶 10g，石决明 15g，黄芩 15g。7 剂，水煎服，每日 1 剂。

经典赏析

《素问·五脏生成》："头痛巅疾，下虚上实，过在足少阴、巨阳，甚则入肾。"

《素问·奇病论》："人有病头痛，以数岁不已……当有所犯大寒，内至骨髓，髓者以脑为主，脑逆故令头痛。"

《重订严氏济生方·头面门·头痛论治》："夫头者，上配于天，诸阳脉之所聚。凡头痛者，血气俱虚，风寒暑湿之邪伤于阳经，伏留不去者，名曰厥头痛。盖厥者逆也，逆壅而冲于头也。痛引脑巅，甚而手足冷者，名曰真头痛，非药之能愈。又有风热痰厥，气虚肾厥，新沐之后，露卧当风，皆令人头痛。治法当推其所自而调之，无不切中者矣。"

《丹溪心法·头痛》："头痛多主于痰，痛甚者火多，有可吐者，可下者。""如肥人头痛，是湿痰，宜半夏、苍术。如瘦人，是热，宜酒制黄芩、防风。如感冒头痛，宜防风、羌活、藁本、白芷。如气虚头痛，宜黄芪、酒洗生地黄、南星、秘藏安神汤。如风热在上头痛，宜天麻、蔓荆子、台芎、酒制黄芩。……如顶颠痛，宜藁本、防风、柴胡。东垣云：顶颠痛须用藁本，去川芎。且如太阳头痛，恶风，脉浮紧，川芎、羌活、独活、麻黄之类为主。少阳头痛，脉弦细，往来寒热，柴胡为主。阳明头痛，自汗，发热恶寒，脉浮缓长实，升麻、葛根、石膏、白芷为主。太阴头痛，必有痰，体重，或腹痛，脉沉缓，以苍术、半夏、南星为主。少阴头痛，足寒气逆，为寒厥，其脉沉细，麻黄、附子、细辛为主。厥阴头痛，或吐痰沫，厥冷，其脉浮缓，以吴茱萸汤主之。"

《景岳全书·杂证谟·头痛》："凡诊头痛者，当先审久暂，次辨表里。盖暂痛者，必因邪气；久病者，必兼元气。以暂病言之，则有表邪者，此风寒外袭于经也，治宜疏散，最忌清降；有里邪者，此三阳之火炽于内也，治宜清降，最忌升散，此治邪之法也。其有久病者，则或发或愈，或以表虚者，微感则发；或以阳胜者，微热则发。或以水亏于下，而虚火乘之则发；或以阳虚于上，而阴寒胜之则发。所以暂病者当重邪气，久病者当重元气，此固其大纲也。然亦有暂病而虚者，久病而实者，又当因脉因证而详辨之，不可执也。"

《石室秘录·偏治法》："如人病头痛者，人以为风在头，不知非风也，亦肾水不足而邪火冲入于脑，终朝头晕，似头痛而非头痛也。若止治风，则痛更甚。法当大补肾水，而头痛头晕自除。"

《临证指南医案·头痛》："头为诸阳之会，与厥阴肝脉会于巅。诸阴寒邪不能上逆，为阳气窒塞，浊邪得以上据，厥阴风火乃能逆上作痛，故头痛一症皆由清阳不升，火风乘虚上入所致。观先生于头痛治法，亦不外此。如阳虚浊邪阻塞，气血瘀痹而为头痛者，用虫蚁搜逐血络，宣通阳气为主。如火风变动，与暑风邪气上郁而为头痛者，用鲜荷叶、苦丁茶、蔓荆、山栀等辛散轻清为主。如阴虚阳越而为头痛者，用仲景复脉汤、甘麦大枣法，加胶芍牡蛎镇摄益虚，和阳熄风为主。如厥阳风木上触，兼内风而为头痛者，用首乌、柏仁、稆豆、甘菊、生芍、杞子辈熄肝风滋肾液为主。"

《医林改错·血府逐瘀汤所治之症目·头痛》："查患头痛者，无表症，无里症，无气虚、痰饮等症，忽犯忽好，百方不效，用此方一剂而愈。"

参考文献

1. 张伯礼. 阮士怡教授学术思想研究 [M]. 北京：中国中医药出版社，2012.
2. 张军平. 病毒性心肌炎中西医结合诊疗实践 [M]. 北京：中国中医药出版社，2014.
3. 牛佳慧，李琳，沈国双，等. 高原性心脏病的研究进展 [J]. 高原医学杂志，2018，28（3）：59-64.
4. 赵广珍. 高原地区老年人心律失常动态心电图分析 [J]. 高原医学杂志，2015，25（3）：35-37.
5. 成建国. 高原病与心律失常 [J]. 西藏医药，2012，33（4）：27-29.
6. 陈仕迅，陈彬. 高原心脏病心律失常临床分析 [J]. 西南军医，2008，10（3）：66-67.
7. 张伯礼，吴勉华. 中医内科学 [M]. 4版. 北京：中国中医药出版社，2017.
8. 韩泽乾，董红梅，罗勇军. 高原心脏病防治研究进展 [J]. 人民军医，2017，60（8）：822-824.
9. 李杰. 高寒地区胸痹的发病特点及治疗要点探讨 [J]. 辽宁中医杂志，2007，34（6）：739-740.
10. 鄢军. 高原冠心病论治体会 [J]. 西藏科技，2014（2）：54，62.
11. 李洪英，宋润娣. 胸痹心痛病患者的中医心脏康复护理意义研究 [J]. 中国中医药现代远程教育，2020，18（4）：131-132，144.
12. 武茹鸽. 护理饮食管控对冠心病患者营养状况的影响 [J]. 慢性病学杂志，2020，21（3）：400-401，405.
13. 马捷，李峰，仁青加，等. 活血祛瘀法在高原失眠症治疗中的应用研究 [J]. 国医论坛，2012，27（5）：14-16.
14. 杨永勤，李素芝. 辨病与辨证结合治疗高原睡眠障碍综合症 [J]. 西南军医，2008，10（3）：64-65.
15. 周署泉. 高原环境对睡眠的影响及健康教育 [J]. 青海医药杂志，2007，37（4）：75.
16. 杨永勤. 浅谈高原睡眠障碍综合征防治 [J]. 西南军医，2006，8（1）：69-70.
17. 张翼，张晓泉. 从外因看高原病的发病机理与特点 [J]. 中国医药学报，1993（6）：16-17.
18. 杨永勤，李素芝，田德元. 高原睡眠障碍的危害 [J]. 西藏科技，2004（5）：26.
19. 张延坤，舒玉刚. 中药防治高原病的药理作用及其临床应用 [J]. 高原医学杂志，2011，21（1）：57-62.
20. 李宏. 浅析高原地区高血压病治疗预防策略 [J]. 中西医结合心血管病电子杂志，2019，7（6）：13-14.
21. 龚亮，陈郁，陈兴书，等. 部队高原疾病及灾害防治系列研究（5）高原原发性高血压与高原高血压防治研究进展 [J]. 人民军医，2018，61（11）：1067-1071，1079.
22. 高傲. 高原高血压中医证候聚类分析研究 [D]. 北京：北京中医药大学，2014.
23. 张朝霞，王东林，赵兰君. 高海拔地区居民高血压患病及影响因素分析 [J]. 中国公共卫生，2009，25（9）：1131-1132.
24. 郭宜姣，贾成，李文华. 高原藏族高血压病研究进展 [J]. 中国公共卫生，2015，31（1）：122-125.
25. 胡乃青，李利华. 高海拔地区高血压诊疗进展 [J]. 世界临床药物，2017，38（5）：294-297.
26. 田金洲. 王永炎院士查房实录 [M]. 北京：人民卫生出版社，2015：48-53.
27. 刘耀东，温彩红，孙丽萍，等. 浅谈脑卒中老人的食疗法 [J]. 中外健康文摘·医学理论与实践，2008（2）：149，112.
28. 赵亚伟，傅天，张彦利. 中医药治疗脑卒中的研究进展 [J]. 现代中西医结合杂志，2017，26（24）：2733-2736.
29. 万雅琦，吴世政，侯倩，等. 季节和气象因素对青海高原地区卒中发病的影响 [J]. 国际脑血管病杂志，2019，27（2）：118-122.

30. 陈健，吴世政. 高原睡眠呼吸障碍与卒中 [J]. 中国卒中杂志，2007，2（12）：990-992.

31. 张璟，王兰桂，铁婷婷，等. 高原地区急性期脑卒中后抑郁的危险因素分析 [J]. 中华老年心脑血管病杂志，2017，19（2）：171-174.

32. 李晓霞. 高原地区偏头痛患者诊治情况及诱发因素分析 [D]. 西宁：青海大学，2016.

33. 王英凯，闫春城. 西藏高原地区偏头痛的临床诊断与疗效分析 [J]. 华南国防医学杂志，2011，25（2）：159-160.

34. 周宝萍，王淑娴. 常见高原病的防治 [J]. 冰川冻土，2003，25（S1）：199-202.

35. 尕藏措，三智加，南加太，等. 藏医药防治高原病的研究现状与探索 [J]. 中国现代中药，2019，21（5）：694-698.

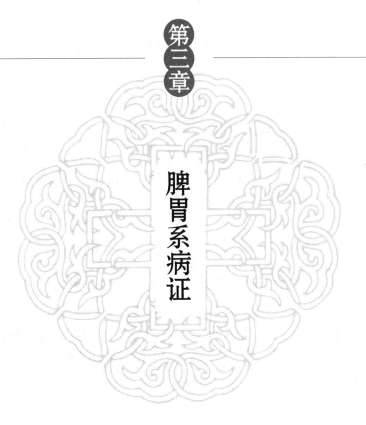

第三章

脾胃系病证

    高原低氧、低压、寒冷、干燥等环境气候特点，使该地区消化系统疾病的发病特点、发病率及病情严重程度不同于平原地区。高原地区消化系统疾病的主要原因与高原环境的低氧以及居民的饮食结构有关。西医学的消化系统疾病属于中医的脾系病证和肝系病证范畴。

    在中医理论体系中，脾为五脏之一，其功能包括主运化、主升和主统血三个方面。脾开窍于口，其华在唇，在体合肌肉，主四肢，与六腑的胃相为表里，被称为"后天之本""气血生化之源"。脾主运化，胃主受纳，脾主升清，胃主降浊，脾胃二者功能协调，才能保持消化吸收功能正常。肝主疏泄，调畅气机，调节脾胃的升降和胆汁的分泌排泄，对饮食物的消化吸收具有促进作用。大肠具有传导糟粕和主津的功能，而大肠的传导功能是胃主降浊功能的延续。因此，正常的消化系统功能是由脾胃、肝胆、大肠等多个脏器协调完成的。

    高原气候寒冷，容易导致寒邪客于胃肠；同时气候干燥，空气中水分含量少，燥邪容易损伤胃肠津液，导致津液不足，甚则阴液亏虚；饮食不节、饮食偏嗜、饮食不洁也会导致脾胃功能失调；情志因素会影响肝主疏泄功能，从而影响脾胃，导致消化功能异常。高原缺氧，加之气候干燥，使人体血液流变学呈现出黏、稠、聚的瘀血特性。瘀血内停，也是脾系病证发病的一个重要机制。脾系病证的病变部位可涉及脾胃、肝胆、大肠和肺肾等脏腑，临床辨证需分清虚实、寒热，辨证施治。

    本章主要介绍高原较为常见的胃痛、便秘、胁痛等疾病。

❧ 胃痛 ❧

胃痛又称胃脘痛，是以上腹胃脘部近心窝处疼痛为主症的病证。临床主要表现为上腹疼痛不适。

西医学中，急性胃炎、慢性胃炎、胃溃疡、十二指肠溃疡等以上腹部疼痛为主要症状者，属于中医学胃痛范畴，均可参考本节进行辨证论治。

〔病因病机〕

1. 感受外邪　高原午间燥热，早晚寒凉，日间温差大。外感寒、热诸邪，内客于胃，皆可致胃脘气机阻滞，不通则痛。其中尤以寒邪为多，寒邪伤胃可引起胃气阻滞，胃失和降而胃痛。

2. 内伤饮食　长期过食风干生肉以及辛辣、酒类、生冷、冻结的不易消化的食物等，导致饮食不节，过饥过饱，损伤脾胃，胃气壅滞，致胃失和降，不通则痛；五味过极，辛辣无度，肥甘厚腻，饮酒如浆，则蕴湿生热，伤脾碍胃，气机壅滞。

3. 情志失调　忧思恼怒，伤肝损脾，肝失疏泄，横逆犯胃，脾失健运，胃气阻滞，均致胃失和降，而发胃痛。

4. 体虚久病　脾胃为仓廪之官，主受纳及运化水谷，若素体脾胃虚弱，运化失职，气机不畅，或中阳不足，中焦虚寒，失其温养而发生疼痛。若禀赋不足，后天失调，或饥饱失常，劳倦过度，以及久病正虚不复等，均能引起脾气虚弱，脾阳不足，则寒自内生，胃失温养，致虚寒胃痛。

〔临床表现〕

1. 上腹近心窝处胃脘部发生疼痛为特征，其疼痛有胀痛、刺痛、隐痛、钝痛等不同性质。

2. 常伴食欲不振，恶心呕吐，嘈杂泛酸，嗳气吞腐等上消化道症状。

〔诊断与鉴别诊断〕

（一）诊断要点

1. 上腹近心窝处胃脘部发生疼痛为特征，其疼痛有胀痛、刺痛、隐痛、钝痛等不同性质。

2. 常伴食欲不振，恶心呕吐，嘈杂泛酸，嗳气吞腐等上消化道症状。

3. 以中青年居多，多有反复发作病史，发病前多有明显诱因，如天气变化、恼怒、劳累、暴饮暴食、饥饿，进食生冷、干硬、辛辣之品或醇酒，或服用有损脾胃的药物等。

4. 胃镜、上消化道钡餐造影等检查有助于本病的诊断。

（二）鉴别诊断

1. 胸痹心痛　胸痹心痛是心经病变所引起的心痛证，多见于老年人，为当胸而痛，多刺痛，动辄加重，痛引肩背，常伴心悸气短、汗出肢冷，病情危急。正如《灵枢·厥病》曰："真心痛，手足青至节，心痛甚，旦发夕死，夕发旦死。"其病变部位、疼痛程度、特征、伴有症状及预后等方面，与胃痛有明显区别。

2. 胁痛　胁痛以胁部疼痛为主症，可伴发热恶寒，或胸闷太息，极少伴嘈杂泛酸、嗳气吐腐。肝气犯胃的胃痛有时亦可痛及两胁，但仍以胃脘部疼痛为主症，两者具有明显区别。

3. 腹痛　腹痛以胃脘部以下，耻骨毛际以上整个位置疼痛为主症。胃痛以上腹胃脘部近心窝处疼痛为主症。两者仅就疼痛部位来说，是有区别的。但胃处腹中，与肠相连，因而胃痛可以影响及腹，而腹痛亦可牵连于胃，这就要从其疼痛的主要部位和如何起病来加以辨别。

〔辨证论治〕

（一）辨证要点

胃痛应辨虚实寒热，在气在血。实者多痛剧，固定不移，拒按，脉盛；虚者多痛势徐缓，痛处不定，喜按，脉虚。胃痛遇寒则痛甚，得温则痛减，为寒证；胃脘灼痛，喜冷恶热，为热证。一般初病在气，久病在血。气滞者，多见胀痛，痛无定处，或攻窜两胁，或兼见嗳气频作，且疼痛与情志因素明显相关；血瘀者，疼痛部位固定不移，痛如针刺，持续疼痛，入夜尤甚，舌质紫暗或有瘀斑。

（二）治疗原则

以理气和胃止痛为主，审证求因，从广义的角度去理解和运用"通"法，如散寒、消食、疏肝、泄热、化瘀、养阴、温阳等，以开其郁滞、调其升降为总则。

（三）分型证治

1. 寒邪客胃

证候 胃痛暴作，恶寒喜暖，得温痛减，遇寒加重，口淡不渴，或喜热饮；舌淡苔薄白，脉弦紧。

治法 温胃散寒，行气止痛。

方药 香苏散合良附丸加减。

香苏散是理气解表的代表方剂，由香附、苏叶、陈皮、炙甘草组成。良附丸由高良姜、香附组成。香苏散中苏叶辛温解表，并能理气和中，为主药；香附行气开郁，为臣药；陈皮辛苦温，理气健脾，燥湿和胃，为佐药；炙甘草调和诸药，为使药。良附丸中高良姜温中暖脾，散寒止痛；香附疏肝开郁，行气止痛，二药对肝郁胃寒疼痛有良效；以米汤、生姜汁、食盐为丸者，取其和胃之意。可辅以延胡索、小茴香，温胃行气，散寒止痛。

2. 内伤饮食

证候 胃脘疼痛，胀满拒按，嗳腐吞酸，或呕吐不消化食物，其味腐臭，吐后痛减，不思饮食，大便不爽，得矢气及便后稍舒；舌苔厚腻，脉滑。

治法 消食导滞，和胃止痛。

方药 保和丸加减。

保和丸由山楂、神曲、莱菔子、半夏、陈皮、茯苓、连翘组成。方中重用山楂，能消一切饮食积滞，尤善消肉食油腻之积，为君药；神曲消食健脾，善化酒食陈腐之积，而莱菔子下气消食，长于消谷面之积，并为臣药，君臣相配，可消一切饮食积滞。因食阻气机，胃失和降，故用半夏、陈皮行气化滞，和胃止呕；食积易于生湿化热，又以茯苓渗湿健脾，和中止泻；连翘清热而散结，共为佐药。诸药相合，使食积得消，胃气得和，热清湿去，诸症自愈。

3. 肝胃郁热

证候 胃脘灼痛，烦躁易怒，烦热不安，胁胀不舒，泛酸嘈杂，口干口苦；舌红苔黄，脉弦或数。

治法 平逆散火，泄热和胃。

方药 化肝煎加减。

化肝煎由青皮、芍药、陈皮、牡丹皮、栀子、泽泻、土贝母组成。方中青皮疏肝理气；芍药养血柔肝；陈皮理气和胃，缓急止痛；牡丹皮、山栀清肝泻热；泽泻化湿泻热；土贝母清热散结。

4. 肝气犯胃

证候 胃脘胀痛，痛连两胁，遇烦恼则痛作或痛甚，嗳气、得矢气则痛舒，喜长叹息，大便不畅；舌苔多薄白，脉弦。

治法 疏肝解郁，理气止痛。

方药 柴胡疏肝散加减。

柴胡疏肝散由柴胡、芍药、枳壳、川芎、香附、陈皮、炙甘草组成。方中柴胡疏肝解郁为君药；芍药养肝敛阴，和胃止痛，与柴胡相伍一散一收，助柴胡疏肝；配枳壳泻脾气之壅滞，调中焦之运动，与柴胡同用一升一降，加强疏肝理气之功，以达郁邪；芍药、炙甘草配伍缓急止痛，疏理肝气以和脾胃；川芎行气开郁，活血止痛；香附、陈皮理气和胃止痛。诸药合用，辛以散结，苦以降通，解郁除滞，奏疏肝解郁、理气止痛之效。血脉通畅，肝气条达，营卫自和，痛止而寒热皆除。

5. 湿热中阻

证候 胃脘疼痛，痛势急迫，脘闷灼热，口干口苦，口渴而不欲饮，纳呆恶心，小便色黄，大便不畅；舌红，苔黄腻，脉滑数。

治法 清化湿热，理气和胃。

方药　清中汤加减。

清中汤由黄连、栀子、半夏、陈皮、茯苓、甘草、白豆蔻组成。方中黄连、山栀清热燥湿；半夏降气化痰；陈皮、茯苓化湿健脾；甘草、白豆蔻健脾祛湿，理气和胃。诸药合用，清化湿热，理气和胃止痛。若辅以藿香、佩兰、薏苡仁等芳香清化之品，可达健脾开胃之效。

6. 瘀血停滞

证候　胃脘刺痛，痛有定处，按之痛甚，食后加剧，入夜尤甚，或见吐血、黑便；舌质紫暗或有瘀斑，脉涩。

治法　化瘀通络，理气和胃。

方药　失笑散合丹参饮加减。

失笑散由五灵脂、蒲黄组成。丹参饮由丹参、檀香、砂仁组成。失笑散中五灵脂散瘀止痛，通利血脉；蒲黄既有行血之力，又有止血之功，用醋加黄酒冲服，可增强活血止痛作用。蒲黄、五灵脂相配，既能活血，又能止血；活血止血药同用于一方，这种相反相成的配伍形式，临床实践证实确有良好的疗效。丹参饮为气滞血瘀之心胃疼痛而设。方中重用丹参为君，取其活血化瘀止痛而不伤气血；配辛温芬芳之檀香、砂仁行气止痛，为臣药；三药合用，使气血通畅而疼痛自止。二方相合，共奏化瘀通络、理气和胃之功。

7. 胃阴不足

证候　胃脘隐隐灼痛，似饥而不欲食，口燥咽干，五心烦热，消瘦乏力，口渴思饮，大便干结；舌红少津，脉细数。

治法　养阴益胃，和中止痛。

方药　一贯煎合芍药甘草汤加减。

一贯煎由生地黄、川楝子、枸杞子、当归身、麦冬、北沙参组成。芍药甘草汤由芍药、炙甘草组成。一贯煎中生地黄滋阴补血，兼益肝肾，为君药；枸杞子、当归身养血柔肝；麦冬、北沙参滋阴生液，善养肺胃之阴，知木能克土，必先培土，又清金以制木，以上均为臣药；佐以川楝子疏肝理气清热，遂肝木条达之性，虽属于苦寒之品，但配入大队甘凉养阴药中，使肝体得养，肝气通畅，诸证自消，实为治疗阴虚脘胁疼痛的佳方。芍药甘草汤中芍药酸苦微寒，养血益阴，柔肝止痛；炙甘草甘温，补中缓急；二药同用，共奏酸甘化阴、调和肝脾、缓急止痛之功。两方相合，共奏养阴益胃、和中止痛之功。

8. 脾胃虚寒

证候　胃痛隐隐，绵绵不休，喜温喜按，空腹痛甚，得食则缓，劳累或受凉后发作或加重，泛吐清水，神疲纳呆，四肢倦怠，手足不温，大便溏薄；舌淡苔白，脉虚弱或迟缓。

治法　温中健脾，和胃止痛。

方药　黄芪建中汤加减。

黄芪建中汤是在小建中汤中再加黄芪，由饴糖、桂枝、炙甘草、芍药、黄芪、生姜、大枣组成。方中饴糖甘温质润入脾，益脾气并养脾阴，温中焦而缓急止痛，故为君药；芍药养阴而缓肝急，桂枝温阳而祛虚寒，两味为臣；炙甘草甘温益气，既助饴糖、桂枝辛甘养阳，益气温中缓急，又合芍药酸甘化阴，柔肝益脾和营；生姜温胃，大枣补脾，合用以升腾中焦生发之气而调营卫，共为佐使之用。六味配合，于辛甘化阳之中，又具酸甘化阴之用，共奏温中补虚、缓急止痛之效。黄芪能补虚益精而使表实，表固则邪自去，加于小建中汤中更能补中益气、固表。

〔预后〕

胃痛还可以衍生变证，如胃热炽盛，迫血妄行，或瘀血阻滞，血不循经，或脾气虚弱，不能统血，而致便血、呕血。大量出血，可致气随血脱，危及生命。若脾胃运化失职，湿浊内生，郁而化热，火热内结，腑气不通，腹痛剧烈拒按，可导致大汗淋漓，四肢厥逆的厥脱危证。或日久成瘀，气机壅塞，胃失和降，胃气上逆，致呕吐反胃。若胃痛日久，痰瘀互结，壅塞胃脘，可形成噎膈。

〔针灸治疗〕

1. 辨证要点

（1）**辨主症**：上腹胃脘部疼痛。

（2）**辨虚实**：病势较急，痛势较剧，痛处拒按，食后痛甚，多为实证；病势较缓，痛势较轻，痛处喜按，空腹痛甚，多为虚证。

（3）**辨兼症**：胃痛暴作，恶寒喜暖，苔薄白，脉弦紧者，为寒邪客胃；胀满而痛，兼嗳腐吞酸，苔厚腻，脉滑者，为饮食停滞；胃脘胀痛，兼痛及两胁，苔薄白，脉弦者，为肝气犯胃；疼痛如刺，痛有定处，舌质紫暗，脉细涩者，为瘀血阻络；隐痛喜暖，舌淡苔薄，脉虚弱者，为脾胃虚寒；灼热隐痛，舌红，少苔，脉细数者，为胃阴不足。

2. 辨证施治

治法 和胃止痛。

主穴 中脘、足三里、内关。

配穴 寒邪客胃，配胃俞；饮食停滞，配下脘、梁门；肝气犯胃，配太冲、阳陵泉；瘀血阻络，配膈俞；脾胃虚寒，配关元、脾俞、胃俞；胃阴不足，配三阴交、内庭。急性发病者，配梁丘；兼有反酸或呕吐者，配公孙。

方义 病位在胃，中脘居于胃脘部，为胃的募穴、腑会，可理气和胃；足三里为胃经的合穴、胃的下合穴，可疏理胃肠气机，与中脘远近相配，通降胃气；内关为手厥阴经络穴，又为八脉交会穴，通于阴维脉，可宽胸理气。三穴合用，能调理中焦，和胃止痛，是治疗胃腑疾患的要穴。

操作 主穴毫针刺，行平补平泻法。寒气客胃或脾胃虚寒者，宜加用灸法。

3. 其他针灸方法

（1）**耳针法**：取胃、交感、神门，毫针刺或用埋针法、压丸法。

（2）**穴位注射法**：取中脘、足三里，用丹参注射液或复方当归注射液，每穴1～2ml，隔日1次。

（3）**火针法**：取至阳、脾俞、胃俞，用细火针在酒精灯上烧3～5秒，烧至发白为度，行速刺法，浅刺不留针。

（4）**穴位埋线法**：取至阳、脾俞、胃俞、中脘、足三里，局部皮肤消毒后，取1～2cm羊肠线，用一次性埋线针（0.9mm）将线体刺入所需深度，埋植在穴位肌层，针孔处用创可贴覆盖。

（5）**灸法**：取中脘、足三里、神阙，用温针灸法或隔姜灸法，特别适用于寒证或瘀血证。

［食疗与预防保健］

本病发病，多与情志不遂、饮食不节有关，故在预防上要重视精神与饮食的调摄。患者要养成规律的生活与饮食习惯，忌暴饮暴食，饥饱不匀。

1. 胃痛时作者，尤需注意饮食调护，以清淡易消化的食物为宜，避免辛辣刺激、煎炸之品。

2. 保持乐观的情绪，避免过度劳累与紧张，亦有助于预防胃痛反复。若胃痛衍生变证，如合并呕血或便血等病证者，应绝对卧床休息，严密观察其神志、肌肤温度等变化，以防病证急变。

3. 食疗 桂花味辛，性温，归肺、脾、肾经，有散寒止痛、温胃行气的作用。取6g桂花每日代茶饮，可对多种胃脘疼痛起到较好的缓解作用。

┃ 病案举隅 ┃

某女，48岁，胃脘部隐痛2年余，加重3个月。病史：患者2年前出现胃脘部隐痛，痞胀不适，食后加重，嗳气则舒，与情志变化有关，患者及家属未予重视。近3个月来，患者胃脘部隐痛明显，持续不能缓解，昼轻夜重，嗳气频多，得嗳则舒，稍多食则症状尤甚，性情易躁，口干口苦。半年前及1个月前行胃镜检查示慢性萎缩性胃炎，肠上皮化生。经服用多种中、西药治疗后效果不著，症状未见明显缓解。刻下：患者胃脘部隐痛，自觉痞胀，昼轻夜重，持续不能缓解，疼痛拒按，嗳气则舒，饱餐后及情志不畅时加重，纳食一般。腹平软，右上腹按之隐痛，无反跳痛及肌紧张，肝脾无肿大。舌质偏暗，苔薄白，脉弦涩。

治法 疏肝理气，化瘀止痛。

方药 苏梗10g，制香附10g，炒枳壳10g，炒白芍15g，炒陈皮6g，佛手10g，小茴香6g，郁金10g，五灵脂6g。7剂，水煎服，每日1剂。

经典赏析

《素问·至真要大论》："厥阴司天，风淫所胜……民病胃脘当心而痛。""太阳之胜，凝凓且至……寒厥入胃，则内生心痛。"

《三因极一病证方论·九痛叙论》："若十二经络外感六淫，则其气闭塞，郁于中焦，气与邪争，发为疼痛，属外所因；若五脏内动，泊以七情，则其气痞结，聚于中脘，气与血搏，发为疼痛，属内所因；饮食劳逸，触忤非类，使脏气不平，痞膈于中，食饮遁疰，变乱肠胃，发为疼痛，属不内外因。"

《丹溪手镜·心腹痛》："郁而生热……或素有热，虚热相搏，结郁胃脘而痛。或有食积痰饮，或气而食相郁，停结胃口作痛。"

《景岳全书·杂证谟·心腹痛》："……惟食滞、寒滞、气滞者最多，其有因虫、因火、因痰、因血者，皆能作痛。大都暴痛者多有前三证，渐痛者多由后四证。""胃脘痛证，多有因食、因寒、因气不顺者，然因食因寒，亦无不皆关于气。盖食停则气滞，寒留则气凝。所以治痛之要，但察其果属实邪，皆当以理气为主。"

《临证指南医案·胃脘痛》："夫痛则不通，通字须究气血阴阳，便是看诊要旨意。""初病在经，久痛入络，以经主气，络主血，则可知其治气治血之当然也。凡气既久阻，血亦应病，循行之脉络自痹，而辛香理气、辛柔和血之法实为对待必然之理。"

《顾氏医镜·胃脘痛》："须知拒按者为实，可按者为虚；疼痛而胀闭者多实，不胀不闭者多虚；喜寒者多按实，爱热者多虚；饱则甚者多实，饥则甚者多虚；脉实气粗多实，脉虚气少者多虚；新病年壮者多实，久病年老者多虚；补而不效者多实，攻而愈剧者多虚。必以望、闻、问、切，四者详辩，则虚实自明。"

第二节　便秘

便秘是以大便排出困难，排便周期延长，或周期不长，但粪质干结，排出艰难，或粪质不硬，虽频有便意，但排便不畅为主要表现的病证。高原地区因缺氧与气压因素导致胃肠蠕动减慢，故便秘较为多见。

西医学中的功能性便秘、肠易激综合征、肠炎恢复期之便秘、药物性便秘、内分泌及代谢性疾病所致便秘，均属本病范畴，可参照本节辨证论治。

［病因病机］

便秘主要是因外感寒热之邪，内伤饮食，情志失调，病后体虚，阴阳气血不足等，热结、气滞、寒凝、气血阴阳亏虚致使邪滞胃肠、壅塞不通，肠失温润，推动无力，糟粕内停，大便排出困难而发。

1. 素体阳盛　素体阳盛；或热病之后，余热留恋；或肺热肺燥，下移大肠；或过食醇酒厚味；或过食辛辣；或过服热药，均可致肠胃积热，耗伤津液，肠道干涩失润，粪质干燥，难以排出，形成所谓热秘。

2. 情志失调　忧愁思虑，脾伤气结；或抑郁恼怒，肝郁气滞；或久坐少动，气机不利，均可导致腑气郁滞，通降失常，传导失职，糟粕内停，不得下行，或欲便不出，或出而不畅，或大便干结而成气秘。

3. 感受外邪　恣食生冷，凝滞胃肠；或外感寒邪，直中肠胃；或过服寒凉，阴寒内结，均可导致阴寒内盛，凝滞胃肠，传导失常，糟粕不行，而成冷秘。

4. 素体不足　素体虚弱，或病后、产后及年老体虚之人，阴阳气血亏虚，阳气虚则温煦传送无力，阴血虚则润泽荣养不足，皆可导致大便不畅。

［临床表现］

1. 每周排便少于3次。

2. 大便排出困难，排便周期延长，或排便周期不长，但粪质干结，排出艰难。

3. 粪质不硬，虽频有便意，但排便不畅。

4. 部分病人可因用力排便而伴肛门疼痛、肛裂、痔疮和肛乳头炎。

5. 常伴腹胀、腹痛、口臭、纳差及神疲乏力、头眩、心悸等症。

〔诊断与鉴别诊断〕

（一）诊断要点

1. 排便每周少于 3 次，或周期不长，但粪质干结，排出艰难，或粪质不硬，虽频有便意，但排便不畅。

2. 本病常有饮食不节、情志内伤、劳倦过度等病史。

3. 粪便的望诊及腹部触诊、大便常规、潜血试验、肛门指诊、钡灌肠或气钡造影、纤维结肠镜检查等有助于便秘的诊断。

（二）鉴别诊断

肠结　便秘与肠结皆有大便秘结表现。肠结多为急病，因大肠通降受阻所致，表现为腹部疼痛拒按，大便完全不通，且无矢气和肠鸣音，严重者可吐出粪便。便秘多为慢性久病，因大肠传导失常所致，表现为大便干结难行，偶伴腹胀，饮食减少，恶心欲吐，有矢气和肠鸣音。

〔辨证论治〕

（一）辨证要点

1. **辨虚实**　实证当辨热秘、气秘和冷秘，虚证当辨气虚、血虚、阴虚和阳虚。

2. **辨病因**　辨别粪质及排便情况，详细询问病人的饮食习惯、生活习惯及其他病史，以推测可能的致秘之因。如平素喜食辛辣厚味、醇甘酒食者，多致胃肠积热而成热秘；长期忧郁思虑过度或久坐、久卧少动，或有腹部手术者，多致气机郁滞而为气秘；年老体衰，病后产后，多为气血阴精亏虚之虚秘；平素阳气虚衰或嗜食寒凉生冷者，多为冷秘。

3. **辨证型**　大便干燥坚硬，排便时肛门有热感，苔见黄厚、垢腻而燥者，多为燥热内结；大便干结，排出艰难，苔见白润而滑者，为阴寒内结；粪质不甚干结，欲便不出，胁腹作胀者，多为气机郁滞；大便并不干硬，用力努挣，便后乏力，多为肺脾气虚；便质干如栗状或如羊屎，舌红少津，无苔或苔少者，多为血虚津枯。

（二）治疗原则

便秘的治疗应以通下为主，但决不可单纯用泻下药，应针对不同的病因采取相应的治法。实秘为邪滞肠胃，壅塞不通所致，故以祛邪为主，给予泻热、温散、通导之法，使邪去便通；虚秘为肠失润养、推动无力而致，故以扶正为先，给予益气温阳、滋阴养血之法，使正盛便通。便秘成因多端，但共同的病机是气机不畅，肠道传化失职，糟粕不下，故应重视对气机的调畅，在通便之时，参用理气沉降之品以助行滞。有时虽需降下，亦可佐以少量升提之品，以求欲降先升之妙。但对中气下陷、肛门坠胀者，则在选用气药时应以升提为主。

（三）分型证治

1. **实秘**

（1）热秘

证候　大便干结，腹胀或痛，口干口臭，面红心烦，或有身热，小便短赤；舌质红，苔黄燥，脉滑数。

治法　泄热导滞，润肠通便。

方药　麻子仁丸加减。

麻子仁丸由麻子仁、大黄、杏仁、白芍、枳实、厚朴、蜂蜜组成。方中重用麻子仁质润多脂，滋脾润肠，润燥通便，为君药。大黄苦寒泄热，攻积通便；杏仁利肺降气，润燥通便；白芍养阴敛津，柔肝理脾，共为臣药。枳实下气破结，厚朴行气除满，以加强降泄通便之力，用以为佐；使以蜂蜜润燥滑肠，调和诸药。综观全方，重用麻子仁滋脾润肠，配伍大黄、枳实、厚朴泄热导滞，组成攻润相合之剂，使腑气通顺，津液充足，下不伤正，主治脾津不足、肠胃燥热之脾约证。

（2）气秘

证候 大便干结，或不甚干结，欲便不得出，或便后不爽，肠鸣矢气，嗳气频作，胁腹痞满胀痛；舌苔薄腻，脉弦。

治法 顺气导滞，降逆通便。

方药 六磨汤加减。

六磨汤由木香、乌药、沉香、枳壳、槟榔、大黄组成。方中木香行气散结，消痞除胀；乌药行气止痛；沉香味辛行散，降逆调中；枳壳破气消积；槟榔破积下气，通肠逐水，健脾破坚；大黄导滞通便。诸药合用，共奏顺气导滞、降逆通便功效。

（3）冷秘

证候 大便艰涩，腹痛拘急，胀满拒按，胁下偏痛，手足不温，呃逆呕吐；苔白腻，脉弦紧。

治法 温里散寒，通便止痛。

方药 温脾汤合半硫丸加减。

温脾汤由附子、大黄、芒硝、干姜、人参、当归、甘草组成。半硫丸由硫黄、半夏组成。温脾汤中以附子配大黄为君药，用附子大辛大热之性，温壮脾阳，解散寒凝，以大黄泻下已成之冷积；芒硝润肠软坚，为臣药，助大黄泻下攻积；干姜温中助阳，助附子温中散寒；佐以人参、当归益气养血，使下不伤正；辅以甘草既助人参益气，又可调和诸药。温脾汤由温补脾阳药与寒下攻积药配伍组成，温通、泻下、补益三法兼备，温阳以祛寒，攻下不伤正，共奏攻下寒积、温补脾阳之功。半硫丸中硫黄温通寒凝，温补命门真火，鼓动阳气以疏利大肠；佐以半夏和胃降逆，胃气和则腑浊通，又助硫黄祛寒；二药合用，共奏温肾逐寒、通阳泄浊之功。两方相合，共奏温里散寒、通便止痛之功。

2. 虚秘

（1）气虚秘

证候 大便干或不干，虽有便意，但排出困难，用力努挣则汗出短气，便后乏力，面白神疲，肢倦懒言；舌淡苔白，脉弱。

治法 补脾益肺，润肠通便。

方药 黄芪汤加减。

黄芪汤由黄芪、麻子仁、白蜜、陈皮组成。方中黄芪补脾肺之气；麻子仁、白蜜润肠通便；陈皮理气。

若气虚较甚，可加人参、白术，健脾补肺，以达补土生金之效。

（2）血虚秘

证候 大便干结，面色无华，皮肤干燥，头晕目眩，心悸气短，健忘少寐，口唇色淡；舌淡苔少，脉细。

治法 养血滋阴，润燥通便。

方药 润肠丸加减。

润肠丸由麻子仁、桃仁、当归、大黄、羌活组成。本方重用麻子仁润肠通便，为主药；辅以桃仁、当归活血养血，润肠通便；大黄泄热通积；羌活祛风散邪。诸药配伍，共奏润肠通便、活血祛风之效。可辅以柏子仁，养血润燥，润肠通便。

（3）阴虚秘

证候 大便干结，形体消瘦，头晕耳鸣，两颧红赤，心烦少寐，潮热盗汗，腰膝酸软；舌红少苔，脉细数。

治法 滋阴增液，润肠通便。

方药 增液汤加减。

增液汤由玄参、麦冬、生地组成。方中重用玄参，苦咸、寒，养阴清热，增液润燥，为主药；麦冬甘、寒，增液润燥；生地甘苦、寒，养阴润燥，补而不腻，共为辅佐药。三药合用，养阴增液，使肠燥得润，大便自下，故名之曰"增液汤"。本方乃咸、寒、苦、甘法，诸药共用为增水行舟之计。

（4）阳虚秘

证候 大便干或不干，排出困难，小便清长，面色㿠白，四肢不温，腹中冷痛，腰膝酸冷；舌淡苔白，脉沉迟。

治法 补肾温阳，润肠通便。

方药 济川煎加减。

济川煎由肉苁蓉、当归、牛膝、枳壳、泽泻、升麻组成。方中肉苁蓉味甘咸性温，温肾益精，暖腰润肠，为君药；当归补血润燥、润肠通便，牛膝补益肝肾、壮腰膝、性善下行，共为臣药；枳壳下气宽肠而助通便，泽泻渗利小便而泄肾浊，用升麻以升清阳，清阳升则浊阴自降，相反相成，以助通便之效，以上共为佐药。诸药合用，既可温肾益精治其本，又能润肠通便以治标，补中有泻，降中有升，寓通于补之中，寄降于升之内。

〔预后〕

单纯性便秘病程不长者，经过适当调治，其愈较易，预后较佳。习惯性便秘患者，多病程较长，平素常用刺激性较强的通下之剂，易反复不愈。若热病之后，余热未清，伤津耗液而大便秘结者，调治得当，热去津复，预后较好。噎膈重症，常兼便秘，甚则粪质坚硬如羊屎，预后较差。

大便燥结日久不愈，过度用力努挣，可引起肛裂、痔疮、疝气，甚则诱发胸痹、中风等危症。此外，老年性便秘和产后便秘，多属虚证，因气血不复，大便难畅，阳气不通，阴寒不散，便秘难除，因而治疗时难求速效。有年老体弱患者，便秘日久，不仅可因浊阴不降、清阳不升而出现头痛头晕、脘闷嗳气、食欲减退或呕恶等症，还可因粪块结滞，阻于肠道，引起气机痹阻，甚而产生瘀血，出现腹痛急起、腹胀肠鸣、呕吐不食之肠结急候。

〔针灸治疗〕

1. 辨证要点

（1）**辨主症**：大便干结不通，或粪质不干但排出不畅。

（2）**辨虚实**：年老体弱，粪质不干，便下无力，伴心悸气短，腰膝酸软，多为虚证；年轻体壮，大便干结，伴腹胀腹痛，多为实证。

（3）**辨兼症**：兼腹胀腹痛，口干口臭，小便短赤，舌红苔黄燥，脉滑数者，为热秘；兼腹中胀痛，连及两胁，苔薄腻，脉弦者，为气秘；兼腹中冷痛，小便清长，舌淡苔白，脉沉迟者，为冷秘；大便或干燥或不干硬，虽有便意，临厕努挣乏力，舌质淡，脉细弱者，为虚秘。

2. 辨证施治

治法 通润肠腑，调肠通便。

主穴 天枢、大肠俞、上巨虚、支沟、照海。

配穴 热秘，配曲池、内庭；气秘，配太冲、中脘；冷秘，配关元、神阙；虚秘，配足三里、脾俞、气海。

方义 天枢为大肠募穴，与大肠俞同用为俞募配穴法，上巨虚为大肠下合穴，三穴共用可通调大肠腑气，腑气通则大肠传导功能复常。支沟为三焦经经穴，能宣通三焦气机，通调肠腑；照海为肾经经穴，可滋润肠腑；两穴配用，通润相济，为治疗便秘的效穴。

操作 毫针实泻虚补。冷秘、虚秘宜配合灸法。

3. 其他针灸方法

（1）**耳针法**：取大肠、直肠、交感，毫针刺或用埋针法、压丸法。

（2）**穴位注射法**：取天枢、大肠俞，用维生素 B_1 注射液或维生素 B_{12} 注射液，每穴 0.5 ~ 1.0ml，每日 1 次。

（3）**穴位埋线法**：取腹结、脾俞、大肠俞、天枢、上巨虚，每次从以上穴位中选 2 ~ 3 穴进行操作。

（4）**穴位贴敷法**：用大黄、决明子、厚朴等清热泻下、行气通便的药物蜜调贴敷于神阙穴。

〔食疗与预防保健〕

1. 注意饮食调理，合理膳食，以清淡为主，避免过食辛辣厚味或饮酒无度，勿过食寒凉生冷，多吃粗粮果蔬，多饮水。避免久坐少动，宜多活动，以疏通气血。养成定时排便习惯。避免过度精神刺激，保持心情舒畅。

2. 便秘不可滥用泻药，使用不当，反而加重便秘。热病之后，由于进食甚少而不大便者，不必急以通便，只需扶养胃气，待饮食渐增，大便自然正常。对于年老体弱及便秘日久的患者，为防止过度用力努挣，而诱发痔疮、便血，甚至真心痛等病证，可配合灌肠等外治法治疗。

3. 食疗 桑叶性寒，味甘、苦，归肺、肝经，具有凉血止血、清肺润燥的作用。肺与大肠相表里，取桑叶15g代茶饮，对多种便秘患者可起到保健作用，但不可久服，过食则伤脾。

> **┃病案举隅┃**
>
> 患者，女，63岁，慢性结肠炎病史，便秘20余年，大便干结，4～5天一次大便，伴腹胀，口干；舌红，苔薄黄，脉细。
>
> **治法** 养阴清热，通便润肠。
>
> **方药** 玄参30g，麦冬20g，生地黄20g，桃仁10g，火麻仁30g，柏子仁15g，枳壳10g，厚朴10g，杏仁10g，大黄6g。7剂，水煎服，每日1剂。

经典赏析

《灵枢·邪气脏腑病形》："胃病者，腹䐜胀，胃脘当心而痛，上支两胁，膈咽不通，食饮不下，取之三里也。"

《伤寒论·辨脉法》："问曰：脉有阳结阴结者，何以别之？答曰：其脉浮而数，能食，不大便者，此为实，名曰阳结也，期十七日当剧；其脉沉而迟，不能食，身体重，大便反鞭，名曰阴结也，期十四日当剧。"

《金匮要略·五脏风寒积聚病脉证并治》："趺阳脉浮而涩，浮则胃气强，涩则小便数，浮涩相搏，大便则坚，其脾为约，麻子仁丸主之。"

《重订严氏济生方·大便门·秘结论治》："夫五秘者，风秘、气秘、湿秘、寒秘、热秘是也。更有发汗利小便，及妇人新产亡血，走耗津液，往往皆令人秘结。"

《景岳全书·杂证谟·秘结》："秘结证，凡属老人、虚人、阴脏人，及产后、病后、多汗后，或小水过多，或亡血失血、大吐大泻之后，多有病为燥结者，盖此非气血之亏，即津液之耗。凡此之类，皆须详察虚实，不可轻用芒硝、大黄、巴豆、牵牛、芫花、大戟等药，及承气、神芎等剂。虽今日暂得痛快，而重虚其虚，以致根本日竭，则明日之结必将更甚，愈无可用之药矣。"

《万病回春·大便闭》："身热烦渴，大便不通者，是热闭也；久病人虚，大便不通者，是虚闭也；因汗出多，大便不通者，津液枯竭而闭也；风证大便不通者，是风闭也；老人大便不通者，是气血枯燥而闭也；虚弱并产妇及失血，大便不通者，血虚而闭也；多食辛热之物，大便不通者，实热也。"

《证治汇补·下窍门·秘结》："如少阴不得大便以辛润之，太阴不得大便以苦泄之，阳结者清之，阴结者温之，气滞者疏导之，津少者滋润之。大抵以养血清热为先，急攻通下为次。"

第三节 ❧ 胁痛 ❧

胁痛是以一侧或两侧胁肋部疼痛为主要表现的病证，属临床较常见自觉症状。高原地区，因饮食不节或素食生冷导致的胁痛，较为多见。

急慢性肝炎、胆囊炎、胆系结石、胆道蛔虫、肋间神经痛等多种疾病以胁痛为主要表现者，均可参考本节辨证论治。

〔病因病机〕

胁痛的发生主要由情志不遂、饮食不节、跌仆损伤、久病体虚等因素所致。上述因素引起肝气郁结、肝失条达，或瘀血停着、痹阻胁络，或湿热蕴结、肝失疏泄，或肝阴不足、络脉失养等诸多病理变化，最终发为胁痛。

1. **情志不遂** 各类情志所伤，如暴怒伤肝，抑郁忧思，可致肝失条达，疏泄不利，气阻络痹，发为肝郁胁痛。
2. **跌仆损伤** 跌仆外伤或因强力负重，使胁络受伤，瘀血阻塞，可发为胁痛。
3. **饮食失宜** 饮食不节，过食肥甘，脾失健运，湿热内生，进而致肝胆失于疏泄，可发为胁痛。
4. **外邪内侵** 湿热之邪外袭，郁结少阳，枢机不利，肝胆经气失于疏泄，可致胁痛。
5. **劳欲久病** 久病耗伤或劳欲过度，使精血亏虚，肝阴不足，血虚不能养肝，故脉络失养，拘急而痛。

〔临床表现〕

以一侧或两侧胁肋部疼痛为主要表现。胁痛的性质可以表现为刺痛、胀痛、灼痛、隐痛、钝痛等不同特点。

〔诊断与鉴别诊断〕

（一）诊断要点

1. 主症为一侧或两侧胁肋部疼痛。胁痛的性质可以表现为刺痛、胀痛、灼痛、隐痛、钝痛等不同特点。
2. 部分病人可伴见胸闷、腹胀、嗳气、呃逆、急躁易怒、口苦纳呆、厌食恶心等症。
3. 常有饮食不节、情志内伤、感受外邪、跌仆闪挫或劳欲久病等病史。相关的实验室、影像学检查有助于诊断。

（二）鉴别诊断

1. **悬饮** 悬饮亦可见胁肋疼痛，但其表现为饮留胁下，胸胁胀痛，持续不已，伴见咳嗽、咳痰，呼吸时疼痛加重，常喜向病侧睡卧，患侧肋间饱满，叩诊呈浊音，或兼见发热，一般不难鉴别。
2. **胃痛** 一般来说，胁痛与胃痛的疼痛部位及伴随症状有别。胁痛以一侧或两侧胁肋部疼痛为主要表现，可伴有口苦、目眩、善呕等肝胆病证症状；胃痛则表现为上腹部胃脘处胀痛为主，常伴有反酸、嘈杂、嗳气、呃逆等胃部不适，多与饮食有关。肝气犯胃所致胃痛，有时可表现为攻痛连胁，但仍以胃脘部疼痛为主，与胁痛有别。
3. **胸痛** 胸痛以胸膺部疼痛为主，病位多在心、肺，存在相应心系、肺系表现，如伴有胸闷不舒、心悸短气、咳嗽喘息、痰多等症。肝郁气滞或邪郁少阳亦致胸胁满痛，表现为胸胁苦满，或胁肋胀痛延及胸背肩臂，范围较广，但仍以胁肋不适为主，与胸痛有别。

〔辨证论治〕

（一）辨证要点

1. **辨气血** 大抵胀痛多属气郁，且疼痛呈游走不定，时轻时重，症状轻重与情绪变化有关；刺痛多属血瘀，且痛处固定不移，疼痛持续不已，局部拒按，入夜尤甚。
2. **辨虚实** 实证之中以气滞、血瘀、湿热为主，多病程短，来势急，症见疼痛剧烈而拒按，脉实有力。虚证多为阴血不足，脉络失养，症见疼痛隐隐，绵绵不休，且病程长，来势缓，并伴见全身阴血亏耗之象。

（二）治疗原则

当根据通则不痛的理论，以疏肝和络止痛为基本治则，结合肝胆的生理特点，灵活运用。实证之胁痛，宜用理气、活血、清利湿热之法；虚证之胁痛，宜补中寓通，采用滋阴、养血、柔肝之法。

（三）分型证治

1. **肝郁气滞**

证候 胁肋胀痛，走窜不定，甚则引及胸背肩臂，疼痛每因情志变化而增减，胸闷腹胀，嗳气频作，得嗳气而胀痛稍舒，纳少口苦；舌苔薄白，脉弦。

治法　疏肝理气，解郁止痛。

方药　柴胡疏肝散加减。

柴胡疏肝散由柴胡、芍药、川芎、枳壳、陈皮、香附、炙甘草组成。方中以柴胡为君，疏肝解郁，条达肝气；香附理气疏肝而止痛，川芎活血行气以止痛，二药相合，助柴胡以解肝经之郁滞，并增行气活血止痛之效，共为臣药；陈皮、枳壳理气行滞，芍药、炙甘草养血柔肝、缓急止痛，均为佐药；炙甘草调和诸药，为使药。诸药相合，共奏疏肝理气、解郁止痛之功。

2. 邪郁少阳

证候　胸胁苦满疼痛，兼寒热往来，口苦咽干，头痛目眩，心烦喜呕；舌苔薄白或微黄，脉弦。

治法　和解少阳，除烦止痛。

方药　小柴胡汤加减。

小柴胡汤由柴胡、黄芩、人参、炙甘草、半夏、生姜、大枣组成。方中以苦平之柴胡为君，入肝胆经，透泄少阳半表之邪，疏泄气机之郁滞，使少阳半表之邪得以疏散，气机得以调畅；黄芩苦寒，清泄少阳半里之热，为臣药；柴胡升散，黄芩降泄，两者配伍，是和解少阳的基本结构；胆气犯胃，胃失和降，佐以半夏、生姜和胃降逆止呕；邪从太阳传入少阳，缘于正气本虚，故又佐以人参、大枣益气健脾，一者取其扶正以祛邪，一者取其益气以御邪内传，俾正气旺盛，则邪无内向之机；炙甘草助人参、大枣扶正，且能调和诸药，为使药。诸药合用，使邪气得解，枢机得利，胃气调和，诸症自除。

3. 肝胆湿热

证候　胁肋胀痛或灼热疼痛、剧痛，口苦口黏，胸闷纳呆，恶心呕吐，小便黄赤，大便不爽，或兼有身热恶寒，身目发黄；舌红苔黄腻，脉弦滑数。

治法　清肝利胆，化湿止痛。

方药　龙胆泻肝汤加减。

龙胆泻肝汤由龙胆、黄芩、栀子、泽泻、木通、车前子、当归、生地、柴胡、生甘草组成。方中选用大苦大寒的龙胆，既能泻肝胆实火，又能利肝胆湿热，泻火除湿，两擅其功，切中病机，故为君药；黄芩、栀子苦寒泻火，燥湿清热，共为臣药，君臣药物配伍，增强泻火除湿之力。湿热之邪的主要出路，是利导下行，从膀胱渗泄，故又配渗湿泄热之泽泻、木通、车前子，导湿热从水道而去；肝乃藏血之脏，若为实火所伤，阴血亦随之消耗，且方中诸药以苦燥渗利伤阴之品居多，故用当归、生地养血滋阴，使邪去而阴血不伤；肝体阴用阳，性喜疏泄条达，火邪内郁，肝胆之气不疏，骤用大剂苦寒降泄之品，既恐肝胆之气被抑，又虑折伤肝胆升发之机，故用柴胡疏畅肝胆之气，并能引诸药归于肝胆之经，以上皆为佐药。生甘草调和诸药，护胃安中，为佐使药。诸药合用，使火降热清，湿浊得利，循经所发诸症皆可相应而愈。

4. 瘀血阻络

证候　胁肋刺痛，痛有定处，痛处拒按，入夜痛甚，胁肋下或见有癥块；舌质紫暗，脉象沉涩。

治法　祛瘀通络，活血止痛。

方药　膈下逐瘀汤加减。

膈下逐瘀汤由五灵脂、桃仁、红花、赤芍、川芎、当归、牡丹皮、香附、乌药、枳壳、延胡索、甘草组成。方中主药五灵脂通利血脉，散瘀止痛；辅以桃仁、红花、赤芍、川芎、当归、牡丹皮活血化瘀；佐以香附、乌药、枳壳、延胡索行气止痛，使气行则血行；使以甘草调和诸药，共成活血祛瘀、行气止痛功效。

5. 肝络失养

证候　胁肋隐痛，悠悠不休，遇劳加重，口干咽燥，心中烦热，头晕目眩；舌红少苔，脉细弦而数。

治法　养阴柔肝，活络止痛。

方药　一贯煎加减。

一贯煎由生地、北沙参、枸杞子、麦冬、当归身、川楝子组成。方中生地滋阴补血，兼益肝肾，为君药；枸杞子、当归身养血柔肝，麦冬、北沙参滋阴生液，善养肺胃之阴，知木能克土，必先培土，又清金之所以制木，以上均为臣药；佐以川楝子疏肝理气清热，遂肝木条达之性，虽属于苦寒之品，但配入大队甘凉养阴药中，使肝体得养，肝气通畅，诸证自消，实为治疗阴虚脘胁疼痛的佳方。可辅以延胡索加强止痛之效。

〔预后〕

胁痛可与黄疸、积聚、鼓胀之间相互兼见，相互转化，互为因果。湿热蕴阻肝胆，脉络受阻之胁痛，因湿热交蒸，逼胆汁外溢，则可同时合并黄疸。肝郁气滞所致胁痛，经久不愈，瘀血停滞，胁下积块，则可转为积聚。因肝失疏泄，脾失健运，久而影响及肾，导致气血水内停腹中，则可转为鼓胀等。

胁痛的转归预后由于病因的不同、病情的轻重而有所区别。一般胁痛，若治疗得当，病邪祛除，络脉通畅，胁痛多能消失，预后较好。若致病因素由于种种原因不能消除，如气滞致血瘀，湿郁成痰，夹瘀阻络，或砂石留滞，胁痛可能反复发作，则缠绵难愈，预后难料。

〔针灸治疗〕

1. 辨证要点

（1）**辨主症**：一侧或两侧胁肋部疼痛。

（2）**辨经络**：肝胆两经布于胁肋，故胁痛病位主要为肝胆经，症状表现在胁肋部。

（3）**辨气血**：胀痛多属于气郁，且疼痛游走不定，时轻时重，症状轻重与情绪变化有关；刺痛多属血瘀，且痛处固定，疼痛持续不已，局部拒按，入夜尤甚。

（4）**辨虚实**：实证以气滞、血瘀、湿热为主，病程短，来势急，疼痛较重而拒按；虚证多属阴血不足，病程长，来势缓，其痛隐隐。

（5）**辨兼症**：胀痛，拒按，兼脘闷，恶心，纳呆，口苦，尿赤，或有黄疸，舌苔黄腻，脉弦滑者，为肝胆湿热；胀痛，走窜不定，情志不舒则加重，胸闷，善太息，舌苔薄白，脉弦者，为肝郁气滞；刺痛，痛处固定而拒按，或胁下有积块，舌质紫暗，脉沉涩者，为瘀血阻络；胁肋隐痛，遇劳加重，口干咽燥，两目干涩，心中烦热，舌红少苔，脉弦细者，为肝阴不足。

2. 辨证施治

治法 疏肝利胆，和络止痛。

主穴 期门、日月、阳陵泉、支沟。

配穴 肝胆湿热，配行间、阴陵泉；肝郁气滞，配太冲、内关；瘀血阻络，配膈俞、阿是穴；肝阴不足，配肝俞、肾俞；脘闷纳呆，配足三里；头晕目眩，配风池。

方义 局部取肝、胆的募穴期门、日月，远取胆经合穴阳陵泉，可疏肝利胆，通畅胁肋，和络止痛；支沟为三焦经经穴，有疏通三焦气机之功，善理胁肋之气，为治疗胁肋疾病的要穴。

操作 阳陵泉、支沟行毫针泻法，期门、日月行平补平泻法。瘀血阻络者，可加用阿是穴刺络拔罐。

3. 其他针灸方法

（1）**耳针法**：取肝、胆、交感、神门，毫针刺或埋针法、压丸法。

（2）**电针法**：疼痛部位的相关节段夹脊穴、支沟，采用疏密波，通电20分钟，隔日1次，适用于疼痛明显者。

（3）**穴位注射法**：取疼痛部位的相关节段夹脊穴，用10%葡萄糖注射液10ml，或加维生素B_{12}注射液1ml，每穴0.5~1.0ml。

（4）**刺络拔罐法**：取疼痛部位的相关节段夹脊穴，予以三棱针或梅花针刺血操作，然后穴位处拔火罐。

（5）**灸法**：取气海、关元、章门、阳陵泉、肝俞，施以温和灸，具有行气活血止痛的功效。

〔食疗与预防保健〕

1. 应针对胁痛的不同病因予以预防。在情绪方面，注意保持情绪稳定及心情的愉快，减少不良的精神刺激，如过怒、过悲及过度紧张等；在饮食方面，注意饮食清淡，忌食肥甘辛辣、生冷不洁的食物，勿嗜酒过度，以防止湿热内生、脾失健运，从而影响肝胆疏泄功能。脾虚湿热内蕴的胁痛患者，饮食调护更为关键。

2. 精神调护亦是非常重要的部分。通过安慰、鼓励等方式振奋患者精神、稳定情绪，有助于缓解和消除躯体疼痛感，减少因疼痛所带来的情绪波动，并注意劳逸结合，起居有常，顺应四时变化。可适当参加体育活动，如散步、打太极拳等，有利于气血运行，恢复正气。

3. 食疗——当归生姜羊肉汤 当归性温，味甘、辛，归心、肝、脾经，具有补血和血、调经止痛的功效。取当归10g，生姜15g，羊肉500g，文火焖炖，喝汤食肉，对缓解寒凝血虚等胁痛有一定功效。本汤以当归养血而行血滞，生姜散寒而行气滞，又主以羊肉味厚气温，补气而生血。

┃ 医案举隅 ┃

　　杨某，女，27 岁，素常胸胁痞闷，大便溏薄，若遇拂逆，则两胁胀痛，腹痛泄泻更甚。舌质淡红，脉弦。

治法　平肝健脾，理气止痛。

方药　柴胡 9g，白芍 9g，枳实 9g，甘草 3g。7 剂，水煎服，每日 1 剂。

经典赏析

　　《灵枢·经脉》："胆足少阳之脉……是动则病口苦，善太息，心胁痛，不能转侧。"

　　《金匮要略·腹满寒疝宿食病脉证治》："……即为寒疝。绕脐痛，若发则白汗出，手足厥冷，其脉沉弦者，大乌头煎主之。""寒疝腹中痛，及胁痛里急者，当归生姜羊肉汤主之。"

　　《伤寒论·辨太阴病脉证并治》："太阴之为病，腹满而吐，食不下，自利益甚，时腹自痛。若下之，必胸下结鞭。""本太阳病，医反下之，因尔腹满时痛者，属太阴也，桂枝加芍药汤主之；大实痛者，桂枝加大黄汤主之。"

　　《丹溪心法·胁痛》："有气郁而胸胁痛者，看其脉沉涩，当作郁治。痛而不得伸舒者，蜜丸龙荟丸最快。胁下有食积一条扛起，用吴茱萸、炒黄连。控涎丹，一身气痛及胁痛，痰挟死血，加桃仁泥，丸服。"

　　《古今医鉴·胁痛》："脉双弦者，肝气有余，两胁作痛。……夫胁痛者，厥阴肝经为病也，其病自两胁下痛引小腹，亦当视内外所感之邪而治之。"

　　《医学正传·胁痛》："外有伤寒，发寒热而胁痛者，足少阳胆、足厥阴肝二经病也，治以小柴胡汤，无有不效者。或有清痰食积，流注胁下而为痛者，或有登高坠仆，死血阻滞而为痛者，又有饮食失节，劳役过度，以致脾土虚乏，肝木得以乘其土位，而为胃脘当心而痛，上支两胁痛，膈噎不通，食饮不下之证。"

　　《症因脉治·胁痛论》："内伤胁痛之因……或死血停滞胁肋，或恼怒郁结，肝火攻冲，或肾水不足……皆成胁肋之痛矣。"

参考文献

1. 张伯礼，吴勉华. 中医内科学 [M]. 4 版. 北京：中国中医药出版社，2017.
2. 王津慧. 气津相关理论与高原常见病论治 [J]. 辽宁中医杂志，2003，30（8）：636.
3. 周宝萍，王淑娴. 高原常见病的防治 [J]. 冰川冻土，2003，25（S1）：199-202.
4. 张春爱，孙正启. 西藏老年消化系疾病患者 230 例临床分析 [J]. 西藏医药杂志，2005，27（2）：14-15.
5. 吉跃进，李红晓，陆为民. 国医大师徐景藩从血瘀论治慢性胃脘痛经验 [J]. 中华中医药杂志，2020，35（1）：179-182.
6. 姚欣艳，刘朝圣，李点，等. 熊继柏教授"经典指导临床"证治经验系列讲座（十八）熊继柏教授辨治便秘经验 [J]. 中华中医药杂志，2015，30（11）：3990-3992.
7. 戴克敏. 姜春华治疗胁痛的经验 [J]. 山西中医，2009，25（3）：5-7.

第四章 高原常见恶性肿瘤

恶性肿瘤是机体在各种致瘤因素的长期作用下，由于遗传物质改变而引起的机体局部组织细胞异常分化和过度增生所形成的新生物，具有侵袭、破坏邻近组织并能向其他部位转移的特性。恶性肿瘤主要包括癌与肉瘤两类。上皮组织来源的恶性肿瘤称之为癌，间叶组织来源的恶性肿瘤称之为肉瘤。目前普遍认为，恶性肿瘤的发生是环境因素与个体因素相互作用的结果。环境因素包括不良生活方式（饮食结构不合理、过度饮酒、吸烟等）、环境污染、药物、辐射等，是肿瘤发生的始动因素；个体因素如遗传特性、年龄、性别、生活作息习惯、免疫和营养状况等，在肿瘤的发生发展过程中亦具有重要作用。

高原地区人群由于身处寒冷、缺氧、干燥、强紫外辐射等自然环境下，同时因嗜酒、多盐、高脂、生食等生活习惯，在肿瘤流行病学研究中有其特殊性。本章重点介绍2013—2017年，西藏地区恶性肿瘤患者构成前10位中的胃癌、肝癌、乳腺癌、食管癌、结直肠癌，这些疾病与低海拔地区肿瘤流行病学有明显差异。

中医学上，对本篇疾病的治疗可参照对"岩""积聚""瘿""疽""蕈"等疾病的认识。

第一节 　胃癌

　　胃癌是起源于胃黏膜上皮的恶性肿瘤。胃癌早期多无明显症状，中晚期主要临床特征为上腹痛、上腹包块、呕吐、便血、消瘦、贫血、腹水、远处淋巴结肿大。

　　中医学上无胃癌的病名，根据其临床表现可归属"呃逆""反胃""积聚"等范畴。

[病因病机]

　　饮食如富含亚硝酸铵盐的腌制品、高脂、高盐是胃癌发生的重要因素，不良的生活习惯如饮食不规律以及幽门螺杆菌的感染亦与胃癌的发生密切相关。同时，癌前病变如肠上皮化生参与了从多种慢性胃病到胃癌的演变过程。另外，遗传也是一项重要致病因素。胃癌的发生有一定的家族倾向，胃癌病人亲属中胃癌的发病率可比无家族史的高 2～4 倍。

　　1. 脾胃阳虚　饮食不当，饥饱失常，或劳倦过度，或忧愁思虑，或久病伤胃，均可至脾阳不足，中焦虚寒。

　　2. 热结伤津　中焦热结，灼伤津液，胃脘干槁，故食下即吐。

　　3. 肝郁气滞　情志不遂，肝气郁结，气滞血瘀，胃脘疼痛胀满，或如针刺。

[临床表现]

　　1. 早期胃癌症状没有特异性，与慢性胃炎、胃溃疡、胃下垂等良性疾病的症状类似，难以鉴别。主要症状包括上腹部轻度腹痛或腹胀，食欲缺乏，呕吐，呕血，便血，黑便等。

　　2. 一旦出现明显症状，多数胃癌患者已处于疾病晚期或出现并发症。常见的有严重的上腹部疼痛，可以表现为连续性疼痛；幽门受侵梗阻引起的呕吐通常量大，可见隔夜宿食；少量连续的上消化道出血；体重减轻及贫血。

[诊断与鉴别诊断]

（一）诊断要点

　　胃癌的诊断中，细胞学和组织学检查是确诊的依据，影像学检查、内镜检查、肿瘤标志物检测是重要手段。

　　1. 实验室检查　肿瘤标志物水平升高不能作为诊断的依据，但对于了解肿瘤负荷情况及治疗后病情变化具有重要参考意义。

　　2. 普通内镜检查　早期胃癌可能只表现为局部黏膜色泽的改变，仅凭肉眼难以诊断为癌，主要通过病理活检确诊。常分为隆起型、浅表型及凹陷型。

　　3. 螺旋 CT 检查　螺旋 CT 可为胃癌的定位、定性、大体分型、肌层与浆膜受累情况、邻近消化器官侵犯或淋巴结转移等提供有价值的诊断依据。

（二）鉴别诊断

　　1. 胃良性溃疡　与胃癌相比，胃良性溃疡一般病程较长，曾有典型溃疡疼痛反复发作史，抗酸剂治疗有效，多不伴有食欲减退。除非合并出血、幽门梗阻等严重的合并症，多无明显体征，不会出现近期明显消瘦、贫血、腹部肿块甚至左锁骨上窝淋巴结肿大等。X 线钡餐和胃镜检查可帮助诊断。

　　2. 胃淋巴瘤　绝大多数胃原发恶性淋巴瘤为非霍奇金淋巴瘤，常广泛浸润胃壁，形成一大片浅溃疡。以上腹部不适、胃肠道出血及腹部肿块为主要临床表现。

　　3. 胃肠道间质瘤　肿瘤膨胀性生长，瘤体小时症状不明显，可有上腹不适或类似溃疡病的消化道症状；瘤体较大时可打及腹部肿块，常有上消化道出血的表现。

　　4. 胃神经内分泌肿瘤　这类肿瘤的特点是能储存和分泌不同的肽和神经胺，其诊断仍以病理活检为金标准。

5. 胃良性肿瘤 按组织来源可分为上皮细胞瘤和间叶组织瘤，前者常见为胃腺瘤，后者以平滑肌瘤常见。一般体积较小，发展较慢。胃窦和胃体为多发部位。多无明显临床表现，X 线钡餐为圆形或椭圆形的充盈缺损，而非龛影，胃镜下则表现为黏膜下肿块。

〔辨证论治〕

（一）辨证要点

胃癌是一种脾胃功能失常的病变，多与忧思恼怒、情志不遂或饮食不节导致肝失疏泄、胃失和降有关。或因高原地区寒邪偏盛，易伤及脾胃，脾胃阳虚，运化失司，气痰瘀毒交结于胃，积聚成块而发病。

（二）治疗原则

治疗胃癌应从肝、脾、胃三脏论治，遵循疏肝和胃、温中活血的原则，标本兼治，使气血调和。

（三）分型论治

1. 肝气犯胃

证候 胃脘胀满，时时隐痛，窜及两胁，呃逆嗳气，吞酸嘈杂；舌淡红或暗红，苔薄白或薄黄，脉沉或弦。

治法 疏肝理气，和胃降逆。

方药 柴胡疏肝散加减。

柴胡疏肝散由柴胡、香附、川芎、陈皮、枳壳、芍药、炙甘草组成。方中柴胡功善疏肝解郁，以为君药；香附理气疏肝而止痛，川芎活血行气以止痛，二药相合，助柴胡以解肝经郁滞，并增行气活血止痛之效，共为臣药；陈皮、枳壳理气行滞，芍药养血柔肝，缓急止痛，均为佐药；炙甘草调和诸药，为使药。

2. 胃热伤阴

证候 胃内灼热，口干欲饮，胃脘嘈杂，食后脘痛，五心烦热，大便干燥，食欲不振；舌红少苔或苔黄少津，脉弦数或细数。

治法 养阴清热，润燥和胃。

方药 玉女煎加减。

玉女煎由石膏、熟地、知母、麦冬、牛膝组成。方中石膏辛甘大寒，清胃火，故为君药；熟地甘而微温，以滋肾水之不足，为臣药；知母苦寒质润，滋清兼备，既助石膏清胃热而止烦渴，又可助熟地滋养肾阴，而麦冬助熟地滋肾，润胃燥，且可清心除烦，二者共为佐药；牛膝导热引血下行，且补肝肾，为佐使药。诸药合用，养阴清热，润燥和胃。

3. 气滞血瘀

证候 胃脘刺痛，心下痞硬，腹胀满不欲食，呕吐宿食或似赤豆汁，便血，肌肤甲错；舌质紫暗，脉沉细涩。

治法 理气活血，祛瘀止痛。

方药 失笑散加减。

失笑散由五灵脂、蒲黄组成。方中五灵脂苦咸甘温，擅通利血脉，散瘀止痛；蒲黄甘平，行血消瘀，炒用并能止血；二者相须为用，为化瘀散结止痛的常用组合。可辅以延胡索增强止痛效果，辅以厚朴、苏叶宽胸散膈。

4. 脾胃虚寒

证候 胃脘冷痛，喜温喜按，呕吐宿谷不化或泛吐清水，面色㿠白，神疲肢冷，便溏浮肿；苔白滑，脉沉。

治法 温中散寒，健脾和胃。

方药 理中汤加减。

理中汤由干姜、人参、白术、炙甘草组成。方中以干姜温运中焦，祛散寒邪，恢复脾阳，为主药；辅以人参补气健脾，振奋脾胃功能；佐以白术健脾燥湿；使以炙甘草调和诸药，而兼补脾和中。诸药合用，具有温中祛寒、补益脾胃的作用。

［预后］

早期胃癌预后较好，有根治的机会，5年生存率可达90%，而中晚期胃癌预后较差。

［针灸治疗］

1. 辨证要点

胃癌多与高原人性情急躁、忧思恼怒或嗜食肥甘厚味，导致肝失疏泄、胃失和降有关。或因高原地区寒邪偏盛，易伤及脾胃，脾胃阳虚，运化失司，气痰瘀毒交结于胃，积聚成块而发病。

（1）辨病期： 发病早期无明显症状，晚期肿块逐渐增大，而出现呕吐，时有疼痛，伴有纳差、呕血、便血、乏力、发热、消瘦等症状。

（2）辨兼症： 胃脘胀满，时时隐痛，窜及两胁，呃逆嗳气，吞酸嘈杂，舌淡红或暗红，苔薄白或薄黄，脉沉或弦，为肝胃不和；胃内灼热，口干欲饮，胃脘嘈杂，食后脘痛，五心烦热，大便干燥，食欲不振，舌红少苔或苔黄少津，脉弦数或细数，为胃热伤阴；胃脘刺痛，心下痞硬，腹胀满不欲食，呕吐宿食或赤豆汁，便血，肌肤甲错，舌质紫暗，脉沉细涩，为瘀血内阻；胸闷膈满，呕吐痰涎，腹胀便溏，舌淡，苔滑腻，为痰湿凝结；胃脘冷痛，喜温喜按，呕吐宿谷不化或泛吐清水，面色㿠白，神疲肢冷，便溏浮肿，苔白滑，脉沉，为脾胃虚寒；全身乏力，心悸气短，头晕目眩，面黄无华，虚烦不寐，自汗盗汗，舌淡少苔，脉沉细无力，为气血双亏。

2. 辨证施治

治法 疏肝和胃，化瘀解毒。

主症 呕吐，上腹部疼痛，伴有纳差、呕血、便血、乏力、发热、消瘦。

主穴 巨阙、上脘、中脘、下脘、日月、梁门、滑肉门、天枢、气海、足三里、内关。

配穴 肝胃不和，配太冲、阳陵泉；胃热伤阴，配内庭、三阴交；瘀血内阻，配膈俞、血海；痰湿凝结，配阴陵泉、丰隆；脾胃虚寒，配关元、脾俞、胃俞；气血双亏，配膻中、膈俞。反胃、腹痛，配中魁；冷食不化，配胃俞、魂门；胃中积食，配璇玑、足三里；不能食，配通里。

方义 巨阙、上脘、中脘、下脘为任脉腧穴，且位于胃脘部，可理气和胃；日月为胆的募穴，可疏肝理气，和络止痛；梁门、滑肉门、天枢为足阳明胃经腧穴，可通络和胃；气海为生气之海，可温补脾胃之气；足三里为胃经下合穴，可疏理胃肠气机；内关通阴维脉，主胃心胸病。

操作 针刺得气后，毫针平补平泻，可加灸法；瘀血内阻证可加刺络拔罐法。

3. 其他针灸方法

（1）刺络拔罐法： 取脾俞、胃俞、肾俞、大肠俞等穴位，进行刺络拔罐，对胃癌术后胃瘫、食欲差、胃不全梗阻有很好的疗效。

（2）灸法： 取脾俞、胃俞、中脘、足三里等，进行温和灸或麦粒灸，每穴5~7壮，隔日1次；取足三里、中脘、气海，针刺得气后放置艾条点燃，留针10分钟，对胃癌术后和化疗后胃肠反应有很好的疗效。

（3）穴位贴敷法： 用甘遂、大黄、槟榔、大戟外敷于神阙穴，干敷或干湿敷交替，可缓解胃癌腹水症状。

［食疗与预防保健］

1. 加强预防胃癌的宣教，纠正不良饮食习惯，少吃或不吃腌制食品。提倡早发现、早诊断、早治疗，对有胃癌家族史的人应定期检查。科学的调护宜贯穿胃癌治疗的各个阶段。胃癌患者应保持愉悦心情，戒除烟酒及其他不良生活习惯，积极配合治疗，进行适当锻炼，从而提高生活质量，延长生存期。

2. 食疗　龙葵性寒，微苦，归胃、肝、肺经，具有清热解毒、利水消肿的功效。每日取龙葵15g，代茶饮，可减轻胃癌患者胃脘不适的症状。

┃病案举隅┃

某男，60岁，胃脘隐痛，痞满，呃逆嗳气，纳差，消瘦，心烦易怒，大便干，小便清，睡眠差。舌暗，苔厚，脉沉弦。西医诊断：胃癌晚期。

治法 和胃疏肝，活血化瘀。

方药 柴胡15g，枳壳12g，郁金15g，姜半夏10g，川芎30g，丹参10g，炒白芍10g，当归20g，炙甘草6g，水蛭10g。14剂，水煎服，每日1剂。

经典赏析

《素问·通评虚实论》："隔塞闭绝，上下不通，则暴忧之病也。"

《医宗必读·反胃噎塞》："大抵气血亏损，复因悲思忧恚，则脾胃受伤，血液渐耗，郁气生痰，痰则塞而不通，气则上而不下，妨碍道路，饮食难进，噎塞所由成也。"

第二节 — ❧ 原发性肝癌 ❧ —

原发性肝癌是指发生自肝细胞或肝内胆管细胞的恶性肿瘤。原发性肝癌是我国常见十大恶性肿瘤之一，高原地区也较为多发。原发性肝癌起病隐匿，早期缺乏典型症状，中晚期主要临床特征为肝区疼痛、肝大、黄疸、腹水、恶病质等，常出现多种并发症如出血、肝破裂、肝昏迷等，进展迅速，死亡率高。

中医学上，多以"肝积"称之，对肝癌的治疗可参照对"癥瘕""积聚""黄疸""鼓胀""胁痛"的认识。

[病因病机]

目前的研究提示，病毒性肝炎、肝硬化、黄曲霉素等环境因素在原发性肝癌的发生过程中起重要作用。

1. 情志郁怒 情志不遂，肝气郁结，气滞则血瘀，瘀血内结，日久变生积块。

2. 饮食不节 高原地区，人们恣食肥甘厚味，喜饮酒、生食肉类等，一方面损伤脾胃，脾失运化，津液停聚，化湿生痰，阻塞中焦，或日久化热，湿热蕴毒，内结而发肝积；另一方面由不良饮食习惯导致肝包虫病、酒精性肝炎和非酒精性脂肪性肝病的发病率高，继续发展，一部分患者可发展为肝癌。

3. 外邪侵袭 湿热、湿毒、疫疠之邪侵袭人体，正虚不能逐邪外出，邪阻气血，湿热瘀毒结于肝内，发为肝积。

[临床表现]

1. 肝癌早期症状不典型，主要为腹胀、纳差、乏力，偶有腹痛、胁痛等。

2. 中晚期主要以肝区疼痛为主，可伴有腹胀、纳呆、呃逆、腹泻、发热、消瘦、乏力、呕血、便血等。体征上可出现肝脾肿大、腹水、黄疸。

3. 肝破裂出血、上消化道出血及肝性脑病为晚期肝癌患者死亡的三大原因。

[诊断与鉴别诊断]

（一）诊断要点

实验室检查、影像学检查可为诊断提供可靠依据，组织学检查为最重要的诊断标准。满足下列3项中的任一项即可诊断为肝癌：

1. 具有2种典型的肝癌影像学（超声、增强CT、MRI或选择性肝动脉造影）表现，病灶＞2cm。

2. 一种典型的肝癌影像学表现，病灶＞2cm，甲胎蛋白＞400ng/ml。

3. 肝活检阳性。

对高危人群（各种原因导致的慢性肝炎、肝硬化以及＞35岁的乙肝或丙肝患者）每6～12个月检测甲胎蛋白和超声筛查，有助于肝癌早期诊断。

（二）鉴别诊断

1. 肝热病、肝著　肝质不坚硬，检查无占位性病变，甲胎蛋白不持续升高。

2. 肝痈　有发热、寒战等表现，肿大的肝表现平滑无结节，疼痛明显，白细胞计数升高，超声可探得肝内液平段。

3. 肝瘤　超声波、CT、核素血池扫描等检查有助于鉴别，甲胎蛋白阴性。

〔辨证论治〕

（一）辨证要点

肝癌病位在肝，与脾、胃、胆关系密切，病性为虚实夹杂。毒、瘀、虚是肝癌总的病机特点。高原地区高脂、生食、嗜酒等饮食习惯亦容易损伤脾胃，导致瘀毒互结，脾肾亏虚，邪实与正虚互为因果，贯穿肝癌全程，晚期常表现肝肾阴虚和脾肾阳虚。

（二）治疗原则

治疗肝癌应遵循疏肝健脾、温中理气的原则，酌情行清热解毒、化瘀消癥之法。

（三）分型论治

1. 肝郁脾虚

证候　右胁胀痛或右肋下肿块，神疲乏力，形体消瘦，胸闷反酸，纳呆嗳气，腹胀腹泻；舌淡胖，苔薄白，脉濡或弦。

治法　疏肝理气，益气健脾。

方药　逍遥散加减。

逍遥散由柴胡、当归、白芍、茯苓、白术、炙甘草、薄荷、干姜组成。方中柴胡疏肝解郁，使肝气得以条达，为君药；当归甘辛苦温、养血活血，白芍酸苦微寒、养血敛阴、柔肝缓急，共为臣药；白术、茯苓健脾祛湿，使运化有权，气血有源，而炙甘草益气补中，缓肝之急，共为佐药；用法中加入薄荷少许，疏散郁遏之气，透达肝经郁热，而干姜温胃和中，共为使药。诸药合用，共奏疏肝理气、益气健脾之效。

2. 气滞血瘀

证候　胁下积块刺痛或胀痛，推之不移，拒按，甚或胁痛引背，入夜更甚，倦怠乏力，脘腹胀满，嗳气呕逆，纳呆食少，大便不调；舌质紫暗或有瘀斑，苔薄白或薄黄，脉弦细或沉涩。

治法　疏肝理气，活血消积。

方药　复元活血汤加减。

复元活血汤由大黄、柴胡、桃仁、红花、当归、瓜蒌根、甘草、穿山甲组成。方中重用酒制大黄，荡涤凝瘀败血，导瘀下行，推陈致新；柴胡疏肝行气，并可引诸药入肝经，两药合用，一升一降，以攻散胁下之瘀滞，共为君药。当归、桃仁、红花活血祛瘀，共为臣药；穿山甲破瘀通络，瓜蒌根入血分助诸药消瘀散结，共为佐药；甘草缓急止痛，调和诸药，是为使药。诸药配伍，行疏肝理气、活血消积之功。

3. 湿热蕴毒

证候　右胁下积块，胁肋刺痛，心烦易怒，身目俱黄如橘色，发热，口干口苦，食少厌油，恶心呕吐，脘腹胀满，便结溲赤；舌质红，苔黄腻，脉弦滑或弦数。

治法　清热解毒，利湿退黄。

方药　茵陈蒿汤合鳖甲煎丸加减。

茵陈蒿汤由茵陈、栀子、大黄组成。鳖甲煎丸由鳖甲、大黄、牡丹、桃仁、䗪虫、半夏、干姜、黄芩、人参、阿胶、桂枝、芍药等组成。方中重用茵陈清热利湿，鳖甲软坚散结、通络开痹，共为君药；栀子清热降火，通利三焦，助茵陈引湿热从小便而去，而大黄、牡丹、桃仁、䗪虫破血攻瘀，上五味共为臣药；佐以柴胡、厚朴行气开郁、条达结聚，半夏祛痰除湿，干姜、黄芩协调阴阳，人参、阿胶益气养血，桂枝、芍药调和营卫。

〔预后〕

早期肝癌预后较好，通过手术切除甚至有治愈的机会。晚期肝癌预后较差。

〔针灸治疗〕

1. 辨证要点 肝癌与高原地区高脂、生食、嗜酒等饮食习惯有关，亦与情绪急躁相关。病性为虚实夹杂，导致瘀毒互结，晚期常表现肝肾阴虚和气阴两虚。

（1）辨病期： 发病早期无明显症状；晚期会出现疼痛，伴有纳差、恶心、呕吐、黄疸、乏力、发热、消瘦等症状。

（2）辨虚实： 实证以癌毒、痰火、水湿为主，病程短，来势急，疼痛较重而拒按；虚证以肝阴虚为主，病程长，来势缓，其痛隐隐。

（3）辨兼症： 右胁胀痛或右胁下肿块，神疲乏力，形体消瘦，胸闷反酸，纳呆嗳气，腹胀腹泻，舌淡胖，苔薄白，脉濡或弦，为肝郁脾虚；胁下积块刺痛或胀痛，推之不移，拒按，甚或胁痛引背，入夜更甚，倦怠乏力，脘腹胀满，嗳气呕逆，纳呆食少，大便不调，舌质紫暗或有瘀斑，苔薄白或薄黄，脉弦细或沉涩，为气滞血瘀；右胁下积块，胁肋刺痛，心烦易怒，身目俱黄如橘色，发热，口干口苦，食少厌油，恶心呕吐，脘腹胀满，便结溲赤，舌质红，苔黄腻，脉弦滑或弦数，为肝胆湿热；右胁胀痛，纳差乏力，五心烦热，腰酸腿软，形体消瘦，腹水，舌红，苔少或剥苔，脉细数，为肝肾阴虚；胸胁隐痛，低热不退，精神疲倦，四肢乏力，动则汗出，口干欲饮，舌红苔少，脉细无力，为气阴两虚。

2. 辨证施治

治法 化湿清热，祛瘀攻积。

主穴 百会、章门、期门、京门、带脉、肝俞、太冲、痞根、阳陵泉、三阴交。

配穴 肝郁脾虚，配外关、足三里；气滞血瘀，配膻中、膈俞；肝胆湿热，配行间、阴陵泉；气阴两虚，配气海、太溪。黄疸，配中封、日月；腹部胀气，配下脘；小便短赤，配曲泉、水分；上消化道出血，配尺泽、内关、列缺、膈俞、曲泽、合谷；胁肋疼痛，配丘墟、内关、支沟；不思饮食，配足三里、太白；失眠烦躁，配内庭、行间；肝昏迷，配少商、涌泉、人中、十宣；腹水，配气海、水道、阴陵泉。

方义 百会穴性属阳，又阳中寓阴，能通达阴阳脉络，对调节机体阴阳平衡起重要作用。章门健脾化湿，降浊固土；期门疏肝清热，利胆和胃，降逆止痛；京门益气壮阳，健脾通淋，温阳益肾；带脉调经止带，通经活络，清热利湿。上四穴是治疗胁部肿瘤要穴。肝俞为肝的背俞穴，能疏肝解郁，滋补肝阴；痞根为经外奇穴，有治疗肝部肿块的功效；太冲疏肝解郁，行气止痛，清利下焦湿热，是治疗肝胆疾病的要穴之一；阳陵泉具有疏肝利胆，和解少阳，清热利湿的功效；三阴交有健脾理血，益肾平肝之功。

操作 期门沿肋间隙向外斜刺，毫针平补平泻法，虚证可加灸法。气滞血瘀证可加刺络拔罐法。

3. 其他针灸方法

（1）刺络拔罐法： 取膈俞、肝俞、脾俞、胃俞，进行刺血拔罐法。

（2）灸法： 取足三里、神阙、关元，进行隔姜灸，每穴5~10壮；或肝俞穴行瘢痕灸。

（3）火针围刺法： 用彩超于肿瘤体表垂直定位，消毒，将火针烧至白亮，在选定部位快速进针，间隔0.5cm，即刻出针，深度约0.3cm，不留针，每周2次。

（4）耳针法： 皮质、交感下、神门、脾、心、肝区，进行埋针法或压丸法。

（5）穴位注射法： 取曲泉、心俞、肝俞，采用穴位注射复方丹参注射液2ml，隔日1次，治疗疼痛；取足三里，注射新斯的明0.5mg，治疗术后腹胀。

（6）穴位贴敷法： 取期门、肝俞、脾俞，贴敷癌痛贴（组成：乳香20g，没药20g，蟾酥1g，黄柏20g，大黄20g，小茴香15g，延胡索20g，阿魏6g，蓖麻仁20粒等）。制成2cm×2cm大小的敷贴），每日3次，6h/次，缓解肝癌疼痛。

〔食疗与预防保健〕

1. "改水、防霉、防肝炎" 是我国当前肝癌一级预防的主要措施，特别是乙肝疫苗的应用为肝癌的有效预防提供了有力保障。早发现、早诊断、早治疗，高危人群如乙肝、丙肝患者应定期行甲胎蛋白及超声筛查，可以发现亚临床肝癌，提高治愈率。肝癌患者应注意调畅情志，清淡饮食，忌油腻。

2. 食疗　鸡骨草味甘、微苦，性凉，归肝、胃经，具有清热解毒、疏肝止痛的功效。取鸡骨草 15g，每日代茶饮，对肝癌患者有较好的保健功效。

┃病案举隅┃

姚某，男，45 岁，农民。半年来肝区不舒，伴腹胀，食欲不振，恶心，呃逆，乏力，面色无华，形体消瘦，大便干涩。腹部 CT 显示肝脏占位，大小约 3.5cm×2.0cm，甲胎蛋白 538μg/L。舌淡苔薄腻，脉弦。

治法　调和肝脾，活血化瘀。

方药　柴胡 15g，枳壳 10g，郁金 15g，当归 20g，薄荷 9g，茯苓 20g，生白术 20g，炙甘草 6g，干姜 10g，吴茱萸 6g，醋鳖甲 10g，姜半夏 10g。14 剂，水煎服，每日 1 剂。

经典赏析

《灵枢·五变》："人之善病肠中积聚者……皮肤薄而不泽，肉不坚而淖泽。如此则肠胃弱，恶则邪气留止，积聚乃伤。"

《医宗必读·积聚》："积之成也，正气不足，而后邪气踞之。""初者，病邪初起，正气尚强，邪气尚浅，则任受攻；中者，受病渐久，邪气较深，正气较弱，任受且攻且补；末者，病魔经久，邪气侵凌，正气消残，则任受补。"

《血证论·脏腑病机论》："肝属木，木气冲和条达，不致遏郁，则血脉得畅。"

第三节　乳腺癌

乳腺癌是乳腺导管和乳腺小叶上皮细胞在各种致癌因素作用下发生癌变，表现为乳腺肿块的疾病。乳腺癌也是高原地区女性最常见的肿瘤之一，占女性恶性肿瘤总发病率的 15%，并且随着年龄增长发病率会显著上升，45 ～ 60 岁是高发年龄段。

乳腺癌属中医"乳岩"范畴。中医文献中的"石痈"也包括乳腺癌。

［病因病机］

作为一种激素依赖型肿瘤，目前认为，乳腺癌的发病与雌激素水平密切相关。乳腺癌在 25 岁以下人群中极少见，随年龄增长发病率逐渐上升。乳腺癌也具有家族遗传性，一级亲属中有乳腺癌病史者，其发病风险是普通人群的 2 ～ 3 倍。另外，乳腺良性疾病如乳腺小叶上皮重度增生或不典型增生均是乳腺癌的危险因素。

1. 情志内伤　七情失调，郁怒伤肝，气滞血瘀，停聚乳络，日久成积。

2. 饮食失宜　过食肥甘厚味，损伤脾胃，运化失司，酿生痰浊，阻滞经络，气血运行不畅，瘀久发为积块。

3. 热毒蕴结　足厥阴肝经与足阳明胃经皆循行乳房，若肝气郁结，日久化火，或嗜食酒醴辛辣之品，酿生胃肠热毒，热毒壅滞于乳络则发病。

4. 阴寒内盛　阴寒内盛，阳气虚衰，寒凝血脉，痰气瘀血凝聚而发病。

［临床表现］

1. 乳房肿块是乳腺癌患者的首发症状，占就诊总数的 80% 以上，多半是患者无意中发现的乳房无痛性单发肿物。

2. 少数人表现为轻微乳房疼痛，且疼痛不随月经来潮而变化，晚期侵及神经时可有剧烈疼痛。

3. 患者中的 5% ~ 10% 会发生乳头溢液，其性质为血性、浆液样、乳汁样、水样等。

4. 体积较大、部位较浅的肿块侵及乳房悬韧带、皮下淋巴管时，可出现酒窝征、橘皮样变等体征。

[诊断与鉴别诊断]

(一) 诊断要点

1. 实验室检查、病理学检查、钼靶 X 线检查、超声检查可为诊断提供可靠依据。
2. 无痛性肿块，个别可有轻微隐痛或钝痛。
3. 体检可见肿块质硬、结节状，与周围组织界限不甚清楚。
4. 乳房可出现酒窝征、橘皮样变、卫星状结节等。
5. 局部破溃难愈合。

(二) 鉴别诊断

1. 乳腺纤维腺瘤 是发生于乳腺小叶内纤维组织和腺上皮的混合性瘤，常见于青年妇女。肿瘤大多为圆形或椭圆形，边界清楚，活动度大，发展缓慢，一般易于诊断。组织病理学检查有助于鉴别。

2. 乳腺囊性增生病 多见于中年妇女。特点是乳房胀痛，肿块大小与质地可随月经周期变化。肿块或局部乳腺腺体增厚，与周围乳腺组织分界不明显。乳腺钼靶 X 线和超声检查有助于鉴别。

3. 浆细胞性乳腺炎 是乳腺组织的无菌性炎症，炎性细胞中以浆细胞为主。临床上 60% 呈急性炎症表现，肿块大时皮肤可呈橘皮样改变。40% 的患者开始即为慢性炎症，表现为乳晕旁肿块，边界不清，可有皮肤粘连和乳头凹陷。有些肿块可以逐步软化、破溃，形成瘘管，经久不愈，反复发作。乳腺穿刺细胞学检查有助于鉴别。

4. 乳腺结核 是由结核分枝杆菌所致乳腺组织的慢性炎症。好发于中青年女性，病程较长，发展较缓慢。初起时多为孤立结节，逐渐形成一至数个肿块，易与皮肤粘连。组织病理学检查有助于鉴别。

[辨证论治]

(一) 辨证要点

乳腺癌病位在乳房，与肝、脾、胃关系密切。多因情志不畅、肝郁气滞、热毒内壅所致。晚期可出现气血阴阳亏虚等证。

(二) 治疗原则

治疗乳腺癌应遵循疏肝理气、清热散结的原则，佐以活血化瘀、温经散寒等法。

(三) 分型论治

1. 肝气郁结

证候 肿块胀痛，月经不调或经期乳房胀痛，情绪抑郁或急躁，胸闷善太息，胁肋胀痛，情绪激动或遇精神刺激时加重；苔薄白，脉弦有力。

治法 疏肝解郁，理气散结。

方药 柴胡疏肝散加减。

柴胡疏肝散由柴胡、香附、川芎、陈皮、枳壳、芍药、炙甘草组成。方中柴胡疏肝解郁为君药；香附疏肝理气，川芎活血行气以止痛，两药相合，助柴胡以解肝经之郁滞，并增行气活血止痛之效，共为臣药；陈皮、枳壳理气行滞，芍药养血柔肝、缓急止痛，共为佐药；炙甘草调和诸药，为使药。诸药相合，共奏疏肝解郁、理气散结之功。可辅以山慈菇，解毒散结。

2. 肝郁化火

证候 乳房肿块，心烦易怒，便干溲赤，口苦咽干；舌红苔黄，脉弦数。

治法 疏肝解郁，清热化火。

方药 清肝解郁汤加减。

清肝解郁汤由香附、柴胡、栀子、川芎、漏芦、山慈菇、白芍、生地、当归、陈皮、半夏、浙贝母、鳖甲、桔梗组成。方中香附、柴胡疏肝理气，栀子清肝热，共为君药；川芎理气活血，漏芦、山慈菇清热解毒散结，三药助君药清肝解郁，共为臣药；白芍敛阴柔肝，生地、当归养血凉血清热，陈皮理气化痰，半夏、浙贝母化痰散结，鳖甲软坚散结，共为佐药；桔梗祛痰兼载药上行，为使药。诸药合用，共奏疏肝解郁、清热化火之功。

3. 气滞血瘀

证候 乳房肿块疼痛，质地坚硬，胸闷不适，或有刺痛，经色暗黑伴有血块或痛经，面色晦暗，善太息；舌质紫暗或有瘀斑瘀点，苔少或微腻，脉涩或弦滑。

治法 行气活血，祛痰散结。

方药 血府逐瘀汤加减。

血府逐瘀汤由桃仁、红花、当归、生地黄、川芎、赤芍、柴胡、枳壳、甘草、桔梗、牛膝组成。方中桃仁、红花活血祛瘀，为君药；赤芍、川芎、当归助桃、红活血养血，为臣药。柴胡疏肝解郁，调畅气机；枳壳下气除痞，开胸行气；桔梗开宣肺气，载药上行；牛膝通行血脉，引血下行。柴胡、枳壳、桔梗、牛膝四药相配，升降并用，使清者升，浊者降，血活而气行；生地黄清热凉血，清心除烦，配当归能养血润燥，上五味共为佐药。甘草调和诸药，为使药。

〔预后〕

乳腺癌总体预后较好，5 年生存率可达 83.2%，通过手术切除后结合内分泌治疗及靶向治疗，可获得更好的治疗效果及更长的生存期。

〔针灸治疗〕

1. 辨证要点 乳腺癌病位在乳房，与肝、脾、胃关系密切。多因肝郁化火、痰凝血瘀所致。晚期可出现气血阴阳亏虚等证。

（1）**辨主症**：乳房肿块胀痛，月经不调或经期乳房胀痛，胸闷，胁肋胀痛，伴低热、消瘦、乏力。

（2）**辨经络**：足阳明胃经经过乳房，足厥阴肝经至乳下，足太阴脾经行乳外，故乳腺癌与胃、肝、脾 3 条经络有关。

（3）**辨阴阳**：乳房肿块胀痛，局部皮肤微红低热或不红不发热者，为阴证；乳房肿块逐渐增大，焮红热痛，疼痛剧烈者，为阳证。

（4）**辨兼症**：乳房肿块，胁肋胀痛，胸闷善太息，情绪激动或遇精神刺激时加重，苔薄白，脉弦有力，为肝气郁结；乳房肿块胀痛，每于月经前期痛甚，腰酸腿软，烦劳体倦，或乳房肿块坚硬如石，不红不痛，与周围分界不清，两胁作痛，月经不调，舌质红，苔薄黄，或苔少有裂纹，脉沉弦或弦细，为冲任失调；乳房肿块增大，溃烂疼痛，血水淋漓，气味恶臭，为热毒蕴结；乳腺癌晚期，肿块持续增大，延及腋下及锁骨上下，心悸气短，面色苍白，神疲乏力，失眠盗汗，大便溏泄，小便清利，舌淡苔白腻，脉沉细无力，为气血双亏，毒邪内陷。

2. 辨证施治

治法 解郁化痰，清热散结。

主穴 屋翳、乳根、膻中、少泽、肩井、心俞、脾俞、膈俞、肝俞、中脘、足三里、阳陵泉、三阴交。

配穴 肝气郁结，配内关、太冲；冲任失调，配关元、血海；热毒蕴结，配大椎、曲池；气血双亏，毒邪内陷，配神阙、劳宫。胸部隐痛，配章门、期门；乳腺癌出血，配肾俞、巨髎；腋肿，配委阳、天池；胸闷项强，配神藏、璇玑；两乳刺痛，配太渊、列缺。

方义 屋翳、乳根位于乳下，为足阳明经穴，可补益气血，疏通阳明经气；膻中为气会，可理气解郁；少泽为治疗乳病经验穴；肩井系手少阳、足阳明、阳维脉交会穴，所交会之经脉均行胸乳，故可通调诸经之气；心俞、脾俞、膈俞、肝俞为背俞穴，合用可加强行气活血的作用；中脘可理气和胃，足三里为胃经合穴、胃的下合穴，两穴合用可疏理胃经气机；阳陵泉是胆经合穴，具有疏肝利胆、清热利湿的功效；三阴交可通调肝、脾、肾三经经气，有健脾、疏肝、益肾之功。

操作 膻中向患侧乳房横刺，乳根向上刺入乳房底部，肩井向前方刺入，用平补平泻法；少泽点刺出血或浅刺。虚证可加灸法。

3. 其他针灸方法

（1）**耳针法**：取内分泌、神门、交感、乳腺、肝、脾、肺，毫针中度刺激，或用埋针法、压丸法。

（2）**温针灸法**：取肩髃、外关、阴陵泉、曲池、水分、足三里，消毒后，以"平补平泻"手法进针，在针柄上安置艾条，点燃，待其燃尽，再放置艾条点燃，反复3次。

（3）**刺络拔罐法**：取心俞、膈俞、脾俞、肝俞，用三棱针出血后拔罐。

（4）**电针法**：取乳根、屋翳，给予弱刺激。

［食疗与预防保健］

1. 乳腺癌确切的病因尚不清楚。目前的预防措施主要是针对高发年龄段的女性定期进行乳腺癌筛查，争取早发现、早治疗。尽量减少不必要的激素类药物摄入，尽量避免高龄生育，鼓励母乳喂养；进入绝经期的妇女，应控制体重。

2. 调畅情志，尽量保持愉悦、轻松的心态，使气血津液运行顺畅，均有助于乳腺癌的预防与治疗。

3. 食疗　香橼味辛、苦、酸，性温，归肝、肺、脾经，具有消痰逐瘀、止痛消胀的功效。取香橼100g晒干或烘干，研成细粉，装瓶备用。每次取干粉5g，用适量黄酒加温开水调匀送服，每日2次，对缓解乳腺癌症状有较好功效。

｜病案举隅｜

某女，46岁，于2018年2月行右乳腺癌根治术，术后进行化疗及内分泌治疗。现胸闷不适，偶有刺痛，善太息，经量少，色紫暗，伴有血块，偶有潮热，夜寐欠安，胃纳可，二便调。舌质暗，苔薄白，脉弦细。

治法 活血化瘀，解郁止痛。

方药 桃仁12g，柴胡10g，枳壳10g，郁金15g，当归20g，茯苓20g，生白术20g，炙甘草6g，吴茱萸6g，牛膝9g，川芎30g，莪术10g，三棱10g，红花10g，锻龙骨30g。14剂，水煎服，每日1剂。

经典赏析

《外科正宗·下部痈毒门·乳痈论》："忧郁伤肝，思虑伤脾，积想在心，所愿不得志者，致经络痞涩，聚结成核，初如豆大，渐若棋子；半年一年，二载三载，不疼不痒，渐渐而大，始生疼痛，痛则无解，日后肿如堆栗，或如复碗，紫色气秽，渐渐溃烂，深者如岩穴，凸者若泛莲，疼痛连心，出血作臭，其时五脏俱衰，四大不救，名曰乳岩。"

第四节　食管癌

食管癌是发生于食管黏膜上皮的恶性肿瘤。我国是食管癌的高发国家，在高原地区也多发。同时食管癌具有明显的年龄差异和性别差异，50~69岁男性为高发群体。《医贯》所载"噎膈者，饥欲得食，但噎塞迎逆于咽喉胸膈之间，在胃口之上，未曾入胃，即带痰涎而出"，与食管癌的临床表现十分相似。

中医学上，食管癌属"噎膈"范畴。

［病因病机］

饮食习惯与食管癌的发生有密切关系。饮酒以及长期喜进食过热食物、刺激性食物、粗糙食物容易引起食管黏膜反复损伤，最终导致癌变。同时，吸烟、亚硝胺类化合物、霉菌毒素等亦是食管癌的高危因素。另外，食管癌具有较明显的家族聚集性倾向。

1. 饮食不节 嗜酒、过食肥甘和辛辣之品，或损伤脾胃，或酿生湿热，日久痰湿热结，兼高原气候干燥，易耗津伤阴，致食管失却濡养，发为噎膈。

2. 情志内伤 忧思伤脾或郁怒伤肝，致气机失调，脾失健运，津液失布，气滞血瘀，痰、气、血三者互结，阻于气道，饮食不下，发为噎膈。

3. 脾肾阳虚 高原地区气候寒冷，易损伤脾肾阳气，抑或久病致脾肾阳虚，水液失布，阴寒内生，凝聚成痰，阻于食管，吞咽不畅，而为噎膈。

［临床表现］

1. 早期症状以咽下梗噎感最多见，可自行消失和复发，不影响进食。常在病人情绪波动时发生，故易被误认为功能性症状。胸骨后和剑突下疼痛亦较多见。咽下食物时有胸骨后或剑突下疼痛，以咽下粗糙、灼热或有刺激性食物为著；或咽下食物或饮水时，有食物下行缓慢并滞留的感觉，以及胸骨后紧缩感或食物黏附于食管壁等感觉，食毕症状缓解或消失。

2. 中期食管癌的典型症状为进行性吞咽困难，可有吞咽时胸骨后疼痛和吐黏液样痰。

3. 晚期食管癌以进行性咽下困难为主要症状，逐渐由不能咽下固体食物发展至液体食物亦不能咽下。当癌肿压迫喉返神经可致声音嘶哑，侵犯膈神经可引起呃逆或膈神经麻痹，侵蚀主动脉则可产生致命性出血。

［诊断与鉴别诊断］

（一）诊断要点

1. 实验室检查、钡餐检查、组织病理学检查、内镜检查，可为诊断提供直接证据。
2. 年龄在 30 岁以上，有长期吸烟、饮酒史，或有家族史者。
3. 反胃，吞咽困难，甚至食入即吐，胸骨后不适感或疼痛，体重减轻等。
4. 可见面色萎黄无华，形体消瘦，甚至呈恶病质。

（二）鉴别诊断

1. 食管痹 吞咽困难多呈间歇性发作，病程较长，无进行性发展，吐物不含血性黏液，无进行性消瘦，通过 X 线钡餐检查及吸入亚硝酸异戊酯后可使钡剂顺利通过等试验可以确诊。

2. 食管瘅 以胸骨后疼痛，有烧灼感、嘈杂等为主症，一般多无吞咽梗塞或仅有轻微咽下困难。食管镜检见黏膜炎症充血水肿、糜烂或溃疡，无癌瘤证据。

3. 梅核气 自觉咽中似有异物阻塞，吞之不下，吐之不出，无吞咽梗塞感，情志不遂时症状加重，食管检查无形质异常发现。

［辨证论治］

（一）辨证要点

食管癌以食管狭窄或干涩为基本病机，病位在食管，但与肝、脾、肾、气血津液关系密切。性质为本虚标实，气血津液不足、脾肾虚损为本，气滞、血瘀、痰凝为标。早期以标实为主，晚期虚实夹杂，以本虚为主。

（二）治疗原则

治疗食管癌应以疏肝健脾、温中化痰为主，辅以活血化瘀。对于化疗后阴虚燥热者，可予养阴清热之法。后期应注意温补脾肾，顾护正气，使水湿得运，化生有源。

（三）分型论治

1. 痰气交阻

证候 吞咽困难，胸膈痞满，嗳气呃逆，呕吐痰涎，或伴大便艰涩，口干咽燥；舌质淡，苔薄腻，脉弦滑或弦细。

治法 降气开郁，化痰润燥。

方药 启膈散加减。

启膈散由沙参、川贝母、郁金、砂仁壳、茯苓、丹参、杵头糠、荷叶蒂组成。方中沙参滋阴润燥，川贝母化痰散结，两药合用润燥化痰，共为君药；郁金活血散结、行气开郁，砂仁壳温中行气、和胃降逆，共为臣药；茯苓健脾化湿，丹参活血祛瘀，荷叶蒂升阳健脾、祛湿和胃，杵头糠开郁化痰、润燥降气，共为佐药。诸药合用，即能行气活血，又能化痰散结、养阴生津，为降气开郁、润燥化痰的良方。

2. 瘀血内结

证候 吞咽梗阻，饮食难下，或食入复吐，胸膈疼痛，痛有定处，面色晦暗，肌肤甲错，大便干结；舌质紫暗，或有瘀斑瘀点，脉细涩。

治法 化瘀散结，活血润燥。

方药 通幽汤加减。

通幽汤由生地、熟地、当归、桃仁、红花、升麻、炙甘草组成。方中生地、熟地、当归滋阴补血润燥，为君药；桃仁、红花活血祛瘀，润肠通便；升麻为阳明引经药，既可引诸药直达病所，又能升阳散郁，使清阳升，浊阴自降，从而加强通幽通便之功；炙甘草调药和中。诸药相合，共奏化瘀散结、活血润燥之功。

3. 津亏热结

证候 水饮可下，食物难进，吞咽梗塞而痛，形体消瘦，皮肤枯燥，五心烦热，口苦咽干，大便干结；舌质红，少苔，脉细数。

治法 滋阴润燥，清热散结。

方药 沙参麦冬汤加减。

沙参麦冬汤由沙参、麦冬、玉竹、天花粉、生扁豆、生甘草、桑叶组成。方中沙参、麦冬清养肺胃，为君药；玉竹、天花粉清热生津，为臣药；生扁豆益气培中，生甘草清热解毒，配以桑叶，轻宣燥热，为佐药。诸药合用，可养胃清热，生津润燥。

4. 脾肾阳虚

证候 水饮不下，泛吐清涎，面色㿠白，形重气短，面浮足肿，腹胀便溏；舌淡苔白，脉细弱。

治法 温补脾肾，行气利湿。

方药 右归丸加减。

右归丸由制附子、肉桂、鹿角胶、熟地、枸杞、山茱萸、山药、菟丝子、当归、杜仲组成。方中以制附子、肉桂、鹿角胶为君药，温脾肾之阳，填精补髓；臣以熟地、枸杞、山茱萸、山药滋补肝肾；佐以菟丝子补阳益阴，杜仲补益肝肾、强筋壮骨，当归补血养肝。诸药配合，共奏温肾补阳、健脾利水之功。可辅以茯苓、白术，增强补脾利水之功。

[预后]

早期食管癌只要及时给予根治，预后良好，一般术后 5 年生存率大于 90%。如果肿瘤位于食管上段、病变长度超过 5cm，已经侵犯食管肌层，癌细胞的病理类型或分化程度差，以及已经伴有转移，则提示预后不良。

[针灸治疗]

1. **辨证要点** 食管癌的发生与高原地区人群饮食关系密切，性质为本虚标实，其中气血津液不足、脾肾虚损为本，气滞、血瘀、痰凝为标。早期以标实为主，晚期虚实夹杂，以本虚为主。

（1）**辨主症**：吞咽困难、饮食难下、食入复吐，时有胸膈疼痛，伴纳差、呃逆、乏力、低热、消瘦。

（2）**辨阴阳**：《黄帝内经》有云"三阳结谓之隔"。三阳为：一阳，少阳相火，有火的因素；二阳，阳明燥金，有燥的因素；三阳，太阳寒水，有寒与痰的因素。故吞咽困难，口干咽燥，大便干结，为阳证；水饮不下，呕吐清涎，面浮肢肿，腹胀便溏，为阴证。

（3）**辨兼症**：吞咽困难，胸膈痞满，嗳气呃逆，呕吐痰涎，或伴大便艰涩，口干咽燥，舌质淡，苔薄腻，脉弦滑或弦细，为痰气交阻；吞咽梗阻，饮食难下，或食入复吐，胸膈疼痛，痛有定处，面色晦暗，肌肤甲错，大便干结，舌质紫暗，或有瘀斑瘀点，苔腻，脉细涩，为瘀血内结；水饮可下，食物难进，吞咽梗塞而痛，形体消瘦，皮肤枯燥，五心烦热，口苦咽干，大便干结，舌质红，少苔，脉弦细数，为津亏热结；水饮不下，泛吐清涎，面色㿠白，形重气短，面浮足肿，腹胀便溏，舌淡苔白，脉细弱，为脾肾阳虚。

2. 辨证施治

治法　调气化痰，祛瘀滋阴。

主穴　止呕、天鼎、巨阙、膻中、上脘、中脘、下脘、内关、足三里、厥阴俞、膈俞、脾俞。

配穴　痰气交阻者，配璇玑三穴（璇玑，璇玑两侧旁开各0.5寸）、阴陵泉、膻中、丰隆；瘀血内结者，配合谷、曲池、血海；津亏热结者，配三阴交、太溪；脾肾阳虚者，配关元、气海等。颈段可取天窗、人迎、水突、气舍、大杼、肩中俞、风门、大椎、身柱、中府、压痛点；中段可取膻中、乳根、承满、膏肓、肺俞、心俞、魄户、神藏、压痛点；下段可取期门、不容、承满、梁门、肝俞、肾俞、压痛点。胸骨后疼痛，配华盖、乳根；背部疼痛，配外关、后溪；进食梗阻，配内关。

方义　止呕穴属经外奇穴，位于平耳垂下缘乳突下处，是止呕的特效穴；天鼎属手阳明大肠经，与止呕穴同用，可引气下行，化痰，缓解食管癌病人进食困难、恶心呕吐等症状。任脉为"阴脉之海"，根据胸腹部肿瘤属任脉理论，多选用任脉上的穴位，如巨阙、膻中、上脘、中脘、下脘。其中，膻中为气会，可理气化痰；上脘、中脘、下脘三穴不仅可以调治任脉，亦主三焦。"肚腹三里留""内关心胸胃"，故采用胸腹疾病特效穴内关及强壮要穴足三里，同时配合厥阴俞、膈俞、脾俞调理脾胃气血。

操作　针刺得气后，用平补平泻法。虚证可加灸法，瘀血内结证可加刺络拔罐法。

3. 其他针灸方法

（1）**耳针法**：取食管、肝区、口、贲门、胃、脾、肝，进行埋针法或压丸法。

（2）**刺络拔罐法**：取脾俞、胃俞、肝俞等穴位，对其进行刺络拔罐，可缓解其呕吐、食欲差的症状。

（3）**灸法**：取脾俞、胃俞、足三里、大椎、身柱、神道、灵台等，进行温和灸或麦粒灸，每穴3～7壮，隔日1次。

［饮食与养生保健］

1. 改变饮食习惯，减少亚硝胺及有害物质摄入，不吃过热食物，不食粗糙过硬食物，防霉去毒，少饮高度烈性酒，不吸烟。

2. 积极治疗食管上皮增生，处理癌前病变，如食管炎、息肉、憩室等；定期行胃镜检查，同时筛查食管癌与胃癌，争取做到早发现、早诊断和早治疗。

3. 保持乐观情绪，适度运动。

4. 食疗　砂仁味辛，性温，归脾、胃、肾经，具有化湿开胃、温脾散膈的功效。将砂仁打粉，每次5g，每日1次，可缓解呃逆的症状。

┃病案举隅┃

某女，63岁，1个月前出现吞咽食物困难。胃镜及病理活检显示食管癌（鳞状上皮癌）。后行局部放疗及全身化疗。放疗后出现咽喉肿痛，口干欲饮，颈项僵硬，吞咽困难，心烦不寐，大便干结，小便黄。舌绛红，苔薄黄，脉细数。

治法　生津除热，滋养肺胃。

方药　北沙参20g，玉竹10g，麦冬15g，天花粉10g，当归20g，生白术30g，生甘草6g，冬桑叶10g，夏枯草10g，知母10g，黄柏10g，葛根10g，五味子6g，酸枣仁15g，制大黄10g。14剂，水煎服，每日1剂。

经典赏析

《景岳全书·杂证谟·噎膈》："凡治噎膈，大法当以脾肾为主。盖脾主运化，而脾之大络布于胸膈；肾主津液，而肾之气化主乎二阴。故上焦之噎膈，其责在脾；下焦之闭结，其责在肾。治脾者宜从温养，治肾者宜从滋润，舍此二法，他无捷径矣。"

《医贯·先天要论（下）·噎膈论》："噎膈、翻胃、关格三者，名各不同，病原迥异，治宜区别，不可不辨也。噎膈者，饥欲得食，但噎塞迎逆于咽喉胸膈之间，在胃口之上，未曾入胃，即带痰涎而出，若一入胃下，无不消化，不复出矣，惟男子年高者有之，少无噎膈。翻胃者，饮食倍常，尽入于胃矣，朝食暮吐，暮食朝吐，或一两时而吐，或积至一日一夜，腹中胀闷不可忍而复吐，原物酸臭不化，此已入胃而反出，故曰翻胃，男女老少皆有之。关格者，粒米不欲食，渴喜茶饮，饮之少顷即出，复求饮复吐，饮之以药，热药入口则即出，冷药过时而，大小便秘，名曰关格。关者下不得出也，格者上不得入也，惟女子多此症。"

《医碥·杂症·反胃噎膈》："酒客多噎膈，饮热酒者尤多，以热伤津液，咽管干涩，食不得入也。"

《金匮翼·膈噎反胃统论》："噎膈之病，有虚有实。实者，或痰或血，附着胃脘，与气相搏，翳膜外裹，或复吐出，膈气暂宽，旋复如初。虚者，津枯不泽，气少不充，胃脘干瘪，食涩不下。虚则润养，实则疏瀹，不可不辨也。""膈噎之证，大都年逾五十者，是津液枯槁者居多。"

《类证治裁·噎膈反胃论治》："噎者咽下梗塞，水饮可行，食物难入，由痰气之阻于上也。膈者胃脘窄隘，食下拒痛，由血液之槁于中也。"

《临证指南医案·噎膈反胃》："气滞痰聚日拥，清阳莫展，脘管窄隘，不能食物，噎膈渐至矣。"

第五节 结直肠癌

结直肠癌包括结肠癌和直肠癌，是常见的恶性肿瘤。本病多发生在中年以上的男性，以40～70岁最为多见。近年来，我国结直肠癌发病率呈明显上升趋势。本病的发生与饮食结构改变有关，在高原地区属于多发病。

中医学上，结直肠癌属"脏毒""锁肛痔""肠结"等范畴。

[病因病机]

目前已知，结直肠癌的发生可能与以下因素有关：结肠息肉恶变，其中乳头状腺瘤最易恶变，可达40%。在家族性息肉病的病人中，癌变的发生率则更高，这说明结肠癌与结肠息肉关系密切。部分慢性溃疡性结肠炎可以并发结肠癌，发生率可能比正常人群高出5～10倍。高原地区人群高油脂与低膳食纤维的饮食习惯，亦是结直肠癌的主要发病因素。同时，结直肠癌与遗传的关系目前越来越明确，其中家族性腺瘤性息肉病发生率较高。

1. 肝气郁结 情志抑郁，肝气不疏，致气机失调，气滞血瘀，日久变生肿块。

2. 饮食不节 嗜酒，恣食肥腻，损伤脾胃，湿热内生，热毒蕴结肠道，久而成肿块。

3. 脾肾阳虚 地处高原，寒邪肆虐，侵袭人体，损伤脾肾阳气，水液停聚，日久成痰，痰湿阻滞肠道，发为肠结。

[临床表现]

1. 大便性状改变和血便为结直肠癌的主要症状，也是结直肠癌最先出现和最常见的症状。

2. 右下腹部局限性腹痛，腹泻，粪便呈稀水样、脓血样或果酱样，大便隐血试验多为阳性；腹泻与便秘交替。

3. 晚期病人由于持续性小量便血可引起贫血、营养不良，导致病人消瘦、精神萎靡和恶病质。

4. 如果出现急性穿孔，可引起急性腹膜炎。

[诊断与鉴别诊断]

（一）诊断要点

1. 实验室检查、结肠镜检查、螺旋 CT 检查可为本病诊断提供可靠依据。
2. 中年以上，早期症状主要是大便习惯的改变，即便秘或腹泻，或腹泻和便秘交替。
3. 粪便表面常有少量血液和黏液附着。随病情发展，便血逐渐增多，并有里急后重感。体重减轻、贫血等症状呈进行性加重。
4. 晚期可出现腹部肿块、肠梗阻、恶病质等表现。

（二）鉴别诊断

1. **结肠良性肿瘤**　病程长，症状轻；X 线片见局部充盈缺损，形态规则，表面光滑，边缘锐利，肠腔不狭窄，结肠袋完整。
2. **结肠炎症**　指结核、血吸虫肉芽肿、溃疡性结肠炎、痢疾等肠道炎症性病变，病史各有特点，大便镜检可有其特殊发现，X 线检查示受累肠管较长。肠镜检查及病理组织学检查也不同，可进一步确诊。

[辨证论治]

（一）辨证要点

结直肠癌的形成多为正气内虚，复加饮食不节、情志不遂，致气机紊乱、脾胃升降失调，痰瘀交结，痹阻大肠，日久结聚成块。病位在大肠，与肝、脾、肾关系密切。性质为本虚标实，早期以标实为主，晚期多见正气虚衰或虚实夹杂。

（二）治疗原则

治疗结直肠癌应着重于疏肝解郁，调畅气机，温中健脾，祛湿化痰。前期可酌情行清热解毒或攻邪之举。晚期应注意温补脾肾，以扶正为要。

（三）分型论治

1. 脾虚湿滞

证候　面色萎黄，食欲不振，体重减轻，腹痛或肛门坠胀，大便黏滞不爽、次数多，或里急后重；舌质淡，苔薄腻，脉濡滑。

治法　健脾和胃，利湿化浊。

方药　参苓白术散加减。

参苓白术散由人参、白术、白扁豆、白茯苓、山药、莲子肉、薏苡仁、砂仁、桔梗、炙甘草组成。方中人参、白术、白茯苓益气健脾渗湿，为君；山药、莲子肉助君药健脾益气，白扁豆、薏苡仁助白术、白茯苓健脾渗湿，均为臣药；砂仁醒脾和胃，行气化滞，是为佐药；桔梗宣肺利气，通调水道，又能载药上行，培土生金，而炙甘草健脾和中、调和诸药，共为佐使。诸药合用，补中气，渗湿浊，行气滞，使脾气健运，湿邪得去，则诸症自除。

2. 气滞血瘀

证候　急躁易怒，胁肋部胀闷不适，善太息，面色晦暗，腹胀腹痛，痛有定处，大便艰涩、形细；舌质紫暗或有瘀点，苔薄或少，脉弦涩。

治法　疏肝理气，化瘀攻积。

方药　膈下逐瘀汤加减。

膈下逐瘀汤由当归、川芎、赤芍、牡丹皮、桃仁、红花、五灵脂、香附、乌药、枳壳、延胡索、甘草组成。方中当归、川芎、赤芍养血活血，祛瘀血而不伤阴；牡丹皮清热凉血，活血化瘀；桃仁、红花、五灵脂破血逐瘀，以消积导滞；配香附、乌药、枳壳、延胡索行气止痛，尤其川芎不仅养血活血，更能行血中之气，增强逐瘀之力；甘草调和诸药。诸药合用，疏肝理气，化瘀攻积。

3. 脾肾阳虚

证候　面色㿠白，纳差，少气乏力，肢冷便溏，腰膝酸痛，小便清长，或下肢浮肿；舌淡胖，苔薄白，脉细弱。

治法　温补脾肾，祛寒化湿。

方药　真武汤合理中汤加减。

真武汤由附子、生姜、茯苓、白术、芍药组成。理中汤由人参、白术、干姜、炙甘草组成。方中以附子为君药，温肾助阳，以化气行水，兼暖脾土，以温运水湿；臣以茯苓利水渗湿，使水邪从小便去，白术健脾燥湿，人参益气扶正；佐以干姜，既助附子温阳散寒，又合苓、术宣散水湿；芍药一利小便以行水气，二防附子燥热伤阴，以利于久服缓治。诸药配伍，行温补脾肾、祛寒化湿之功。

〔预后〕

结直肠癌的预后与分期、病理类型密切相关。病理分型如果为印戒细胞癌或者是未分化癌或者是小细胞癌，恶性程度比较高，预后也较差。一期和二期患者的术后 5 年生存率约为 60% ~ 90%，而三期仅有 30% ~ 40%。有症状者较无症状者预后差；大肠癌肝转移极为常见，60% ~ 70% 的大肠癌患者死于肝转移。

〔针灸治疗〕

1. 辨证要点　高原地区人群高油脂、低纤维的饮食习惯为结直肠癌形成的主要原因，另外还与遗传、情志关系密切。性质为本虚标实，早期以标实为主，晚期多见正气虚衰或虚实夹杂。

（1）**辨主症**：出现便血、大便变细、里急后重，时有腹痛。

（2）**辨寒热**：若腹泻清稀，或者出现腹水者，则为寒证；若大便偏干、臭秽，肛门湿热者，则为热证。一般而言结肠癌偏寒，直肠癌偏热。

（3）**辨兼症**：腹部阵痛，便中带血，或里急后重，肛门湿热，或有发热，恶心，胸闷等，舌红，苔黄腻，脉滑数，为湿热壅滞；烦热口渴，腹痛，泻下脓血，色暗量多，里急后重，舌质紫或有瘀点，脉涩或细数，为瘀毒内结；形体消瘦，五心烦热，潮热盗汗，头晕耳鸣，腰膝酸软，舌红绛，苔少，脉弦细，为肝肾阴虚；面色㿠白，纳差，少气乏力，肢冷便溏，腰膝酸痛，小便清长，或下肢浮肿，舌淡胖，苔薄白，脉细弱，为脾肾阳虚。

2. 辨证施治

治法　理气化湿，攻毒散结。

主穴　中脘、气海、关元、天枢、大横、脾俞、胃俞、大肠俞、上巨虚、足三里、曲池、合谷、太冲

配穴　湿热壅滞，配阴陵泉；瘀毒内结，配膈俞、内庭；肝肾阴虚，配肝俞、肾俞；脾肾阳虚，配章门、肾俞。腹胀有水声，配水分、水道；胸满腹痛，配内关；连脐腹痛，配阴谷；肠鸣亢进，配下脘、陷谷；腹痛便秘，配陷谷、支沟；便血，配长强、承山。

方义　中脘、气海、关元为任脉穴位，根据胸腹部肿瘤属任脉理论，可调理肠道肿瘤气血，此外气海、关元可益气培元；天枢为大肠募穴，大横为足太阴脾经穴位，两穴皆可调畅肠腑气机；脾俞、胃俞、大肠俞可调理胃肠；大肠下合穴上巨虚与胃下合穴足三里可疏导阳明腑气；曲池为大肠经合穴，可泻大肠之热；合谷补气活血，太冲补血调血，相互为用，升降协调，可调节免疫功能。

操作　针刺得气后，曲池、合谷、太冲行泻法，余穴行平补平泻法。脾肾阳虚证可加灸法，瘀毒内结证可加刺络拔罐法。

3. 其他针灸方法

（1）**耳针法**：取大肠、交感、神门，毫针强刺激。

（2）**电针法**：取天枢、足三里，电针刺激，强度以患者能耐受为度。

（3）**灸法**：取足三里、上巨虚、三阴交、脾俞、三焦俞、大肠俞，施以温和灸或麦粒灸。

〔饮食与预防保健〕

1. 首先应调整生活方式，戒除吸烟、饮酒等不良嗜好；优化饮食，以高纤维饮食为主，避免高脂肪饮食；最重要的是定期体检，及早发现早期癌症或癌前病变。

2. 食疗　马齿苋性寒，味甘、酸，入心、肝、脾、大肠经，具有清热解毒、利水去湿、散血消肿、消炎止痛、止血凉血的功效。每日取鲜马齿苋 100g，凉拌食用，对直结肠癌患者有一定保健功效。

> **| 病案举隅 |**
>
> 　　某男,56 岁,2013 年 9 月于当地医院行结肠癌根治术；病理示降结肠腺癌，脉管癌栓（＋），无神经侵犯。术后行化疗 6 个周期。化疗过程中出现胃脘胀痛不适，恶心呕吐，大便秘结。化疗结束后症状仍持续存在。现脘腹胀闷，恶心嗳气，乏力纳差，腰膝酸软，腹中矢气频转，肢冷便溏。舌淡胖，苔薄腻，脉细弱。
>
> **治法**　温补脾肾，扶阳除逆。
>
> **方药**　党参 30g，炙黄芪 30g，干姜 15g，吴茱萸 8g，姜半夏 10g，炒白术 20g，茯苓 20g，炒苍术 20g，黑附片 10g，厚朴 10g，高良姜 20g，炙甘草 6g。14 剂，水煎服，每日 1 剂。

经典赏析

　　《外科正宗·下部痈毒门·脏毒论》："生平情性暴急，纵食膏粱，或兼补术，蕴毒结于脏腑，火热流注肛门，结而为肿；其患痛连小腹，肛门坠重，二便乖违，或泻或秘，肛门内蚀，串烂经络，污水流通大孔，无奈饮食不餐，作渴之甚，凡犯此未得见其有生。又有虚劳久嗽，痰火结肿肛门如栗者，破必成漏，沥尽气血必亡。"

参考文献

1. 段文鑫，泽永革，丁杰雯，等. 西藏地区 1929 例恶性肿瘤住院患者构成特征分析 [J]. 中国肿瘤，2018，27（2）：114-117.
2. 何美，赵平，李必波，等. 2011—2015 年重庆某院恶性肿瘤住院患者疾病构成特征分析 [J]. 中国肿瘤，2017，26（2）：101-105.
3. 丁贤彬，吕晓燕，毛德强，等. 2006—2014 年重庆市恶性肿瘤发病特征及趋势变化 [J]. 现代预防医学，2016，43（3）：390-393.
4. 肖蕾，张华，毛睿，等. 42808 例恶性肿瘤统计分析 [J]. 中国病案，2011，12（2）：52-54.
5. 向明飞，刘罡，侯飞，等. 四川省某肿瘤医院 10 年恶性肿瘤疾病谱分析 [J]. 中国病案，2017，18（3）：68-73.

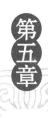

第五章

血液、免疫系统病证

　　血液免疫类疾病相对抽象，概念多，内容复杂，涉及血液循环、造血功能或脏器受损类疾病，涵盖免疫学、生物化学、病理学、遗传学及分子生物学等多个学科的内容。此类疾病可见于不同年龄段的人群。致病因素大多不清楚，可能与先天基因缺陷、免疫功能异常、营养物质缺乏、疾病或药物损伤有关。西医学中，血液病与免疫病分属不同学科，致病因素、临床表现、诊断标准、治疗方案各有异同。本章主要介绍高原较为常见的高脂血症、红细胞增多症、痹病等疾病，因在中医学中致病因素均与虚、寒、湿、痰、瘀密切相关，故在本章中统一阐述。

　　中医学中，本章介绍的疾病属于血证、痹病等范畴，可参照辨证治疗。

高脂血症

　　高脂血症是指由于人体内血脂代谢或转运异常引起的血清脂质和脂蛋白水平升高的一种代谢性疾病，是动脉粥样硬化的首要危险因素。高脂血症通常表现为血浆总胆固醇、甘油三酯、低密度脂蛋白、载脂蛋白 B 中的 1 种或多种高于正常水平，同时或伴有高密度脂蛋白、载脂蛋白 A$_1$ 水平降低。流行病学显示，高脂血症是高原地区常见病之一，发病率高于内地，并且生活在同一地区的藏族发病率高于汉族。另外，高脂血症还是高血压和高血糖的重要危险因素。

　　中医学上，高脂血症无正式命名。根据致病因素和临床表现，中医对"痰饮""肥胖""眩晕"等疾病以及对"湿""痰""瘀"等致病因素的认识，可以用于指导高脂血症的临床治疗。

[病因病机]

　　高原地区高脂血症的病因多与饮食不节、情志不畅、劳逸失常和年老体弱有关，并且通常是在上述多个因素相互作用下形成的。

　　1. 过食肥甘　高原地区寒冷、缺氧，为了满足机体供能需要，长期生活在高原上的人们喜食肉类和高热量食物，并喜饮酒，进食蔬菜较少。长期恣食肥甘，损伤脾胃，脾气虚致水谷运化失司，膏脂停留体内，转化不及，生湿成痰，滞留血中，形成高脂血症。

　　2. 情志所伤　抑郁恼怒，易致肝失条达，肝气郁结，横逆克脾，或忧思伤脾，均可致脾失健运，使运化水湿的功能下降，聚湿成痰，胶结于血脉，而致血液运行不畅，痰瘀互结而形成高脂血症。

　　3. 劳逸失常　《素问·宣明五气》有"久卧伤气，久坐伤肉"之说。伤气则气虚，伤肉则脾虚。高原地区由于缺氧、寒冷，部分地区常冬无夏，人们体育运动较少。长期久坐久卧导致气机不得流转，壅滞于内，同时脾气虚弱，运化失司，水谷精微不能输布，水湿内停，甚至成痰致瘀，形成高脂血症。

　　4. 年老体弱　随着年龄增长，高脂血症发病率逐渐增高。中年以后，人体的生理功能逐渐由盛转衰，脾的运化功能减退，又过食肥甘厚味，脾脏运化不及，聚湿成痰，痰湿壅结；或者由于肾阳虚衰，不能化气行水，酿生水湿痰浊而成高脂血症。

　　高脂血症的基本病机是各种原因导致脾气虚损，脾运化水湿和水谷精微的功能下降，反化为湿浊，湿邪聚而成痰，痰浊阻滞脉道，气血运行不畅，形成气滞血瘀。另外，久居高原，缺氧导致红细胞生成增多，以及气候寒冷引发的血脉收引，也是加重血瘀的重要因素。痰浊、血瘀、气滞三者相互影响，痹阻脉络，导致病情不断进展。瘀阻脑络，痰蒙清窍，出现眩晕、头痛、视物模糊、厥证等，甚则发为中风；痹阻心脉，心脉不通，则导致胸闷、胸痛、心悸不宁，甚者发为胸痹。

　　本病病位主要在脾，与肝、肾相关，进一步发展累及心、脑。病理性质属于本虚标实。标实主要指湿、痰、瘀。肝藏血，主疏泄，调畅气机，为人体气机升降之枢纽，协助脾胃气机升降，促进消化吸收。若肝失疏泄，气机郁滞，则导致脾胃气机的升降出入失常，痰湿瘀滞内生。肾为先天之本，是人体生长发育的原动力，人体气血、津液、膏脂的输布和转化都依赖肾的气化。老年人五脏六腑皆虚，各脏腑功能衰减，加之活动量减少，肠胃蠕动减慢，食物运化不及，堆积体内，阻滞气血又加重正气虚损，因而血脂异常的发病率随着年龄的增长而增高。由此可见，肝、肾功能失常也是导致高脂血症的重要因素。

[临床表现]

　　1. 起病较缓，一般早期多无明显症状。

　　2. 黄色瘤、早发性角膜环、眼底病变　黄色瘤是一种异常的局限性皮肤隆起，由脂质局部沉积引起，颜色可为黄色、橘黄色或棕红色，多呈结节、斑块或丘疹形状，最常见于眼睑周围。血脂异常病人可出现角膜环，位于角膜外缘呈灰白色或白色。严重的高胆固醇血症可出现眼底病变。

　　3. 动脉粥样硬化　脂质在动脉血管壁沉积，会导致多个器官出现缺血表现，出现胸闷或伴有胸痛、眩晕、倦怠乏力、失眠、健忘、体胖、纳差、烦躁易怒、腰膝酸软等症状。

〔诊断与鉴别诊断〕

（一）诊断要点

1. 实验室检查可以为本病诊断提供最直接依据。
2. 下列血脂指标有一项异常则可诊断为高脂血症。总胆固醇＞5.18mmol/L、三酰甘油≥1.70mmol/L、低密度脂蛋白＞3.37mmol/L，伴有或不伴有高密度脂蛋白＜1.04mmol/L。

（二）鉴别诊断

主要与继发性高脂血症进行鉴别。继发性高脂血症多数继发于代谢性紊乱性疾病，如糖尿病、高血压、黏液性水肿、甲状腺功能减退症、肝肾疾病、肾上腺皮质功能亢进症等。

1. **甲状腺功能减退症** 甲状腺功能减退症病人常伴发血脂异常。本病的诊断主要通过实验室检查，可见血清促甲状腺激素水平升高、甲状腺激素（T_3、T_4）水平降低。
2. **库欣综合征** 库欣综合征也可引起血脂异常。本病的诊断主要根据典型症状和体征，如向心性肥胖、紫纹、毛发增多、性功能障碍等。实验室检查包括血皮质类固醇水平升高并失去昼夜变化节律等，可以帮助鉴别。
3. **肾病综合征** 高脂血症是肾病综合征的临床特征之一，其特点是几乎所有血脂和脂蛋白成分均增加。
4. **系统性红斑狼疮** 本病引起的血脂异常与免疫炎症反应有关，自身抗体与肝素结合，抑制脂蛋白酶活性。鉴别诊断主要依据临床表现、自身抗体检查、皮肤和肾组织病理学检查。

〔辨证论治〕

（一）辨证要点

1. **辨病理因素** 高脂血症的病理因素主要与痰浊、血瘀、气滞有关。一般早期主要是痰浊，随着病情进展，痰浊影响气血运行会导致气滞和血瘀。另外，高原地区，多肉喜酒的饮食习惯可伤及脾胃，患者可能还伴有脾气虚，临证时要加以鉴别。
2. **辨脏腑病位** 高脂血症与脾虚关系最为密切，表现为身体重着，胸闷、神倦乏力。情志所伤者，会导致肝气郁滞，表现为胸胁胀满疼痛，急躁易怒或忧思不解。年老体衰者，在脾虚的同时，可兼有肾阳虚。肝肾阴虚者，表现为眩晕、耳鸣、腰酸膝软、五心烦热等。若出现胸闷、胸痛、心悸者，说明累及于心。

（二）治疗原则

1. 控制体重，调整饮食结构，适当加强体育锻炼。
2. 根据高脂血症的病机，早期脾虚湿盛、痰浊内蕴，后期气滞血瘀的特点，其治疗早期以健脾益气、祛水湿、截痰源为主；后期有气滞血瘀表现者，在健脾化痰的基础上，行气化瘀。

（三）分型论治

1. 脾虚湿盛

证候 乏力，头晕，胸闷，纳呆，恶心，身困，脘腹胀满；舌淡，舌体胖大有齿痕，苔白腻，脉细弱或濡缓。

治法 健脾益胃，补气祛湿。

方药 胃苓汤加减。

胃苓汤由平胃散、五苓散（肉桂代桂枝）组成，包含苍术、厚朴、陈皮、炙甘草、泽泻、茯苓、猪苓、白术、肉桂。平胃散中苍术味苦性温，燥湿健脾为君药；配伍厚朴行气化湿；佐以陈皮理气和胃，芳香醒脾；使以炙甘草，甘缓和中，调和诸药。诸药合用，共奏燥湿健脾、行气和胃之功。五苓散中重用泽泻，取其甘淡性寒，利水渗湿；臣以茯苓、猪苓之淡渗，增强利水渗湿之力；佐以白术健脾而运化水湿；又佐以桂枝，助膀胱气化利小便。诸药合用，利水渗湿，温阳化气。

若有血瘀，表现为指甲、唇色紫暗，舌质暗红，脉弦或涩者，加用丹参、川芎，活血化瘀；纳呆、呕恶者，加用山楂、莱菔子，化食消积。

2. 痰浊内阻

证候 形体肥胖，头重如裹，胸闷，呕恶痰涎，肢麻沉重，心悸，失眠，口淡，食少；舌胖，苔滑腻，脉弦滑。

治法 健脾祛湿，理气化痰。

方药 温胆汤加减。

温胆汤由半夏、竹茹、枳实、陈皮、茯苓、炙甘草、生姜、大枣组成。方中以半夏为君，燥湿化痰，降逆和胃；臣以竹茹，清胆和胃，止呕除烦；佐以枳实、陈皮理气化痰，茯苓健脾利湿，使湿去则痰不生；使以炙甘草，益脾和中，调和诸药；煎加姜、枣，和脾胃而兼制半夏之毒。诸药合用，健脾祛湿，理气化痰。

血瘀明显者，表现为唇色紫暗或舌体有瘀斑、瘀点者，加用丹参、川芎，活血化瘀；纳呆、呕恶、痰涎显著者，加山楂、神曲，消食和胃；若痰多色黄，舌苔黄腻，黄连温胆汤加减。

3. 气滞血瘀证

证候 胸胁胀满疼痛，或头痛、腹痛，其痛如刺，痛处固定，疼痛持续，或腹部有癥块，刺痛拒按；舌暗红、有瘀斑，脉细涩。

治法 疏肝理气，活血通络。

方药 血府逐瘀汤加减。

血府逐瘀汤由当归、川芎、赤芍、桃仁、红花、牛膝、柴胡、枳壳、桔梗、生地、甘草组成。方中当归、川芎、赤芍、桃仁、红花活血祛瘀；牛膝祛瘀血、通血脉，引瘀血下行；柴胡疏肝解郁，升达清阳；桔梗开宣肺气，合枳壳一升一降，使气行则血行；生地合当归，养阴清热，使祛瘀而不伤阴血；甘草调和诸药。诸药配伍，瘀去气行。

胸痛剧烈者，加用三七等，加强活血理气之功；若血瘀气滞并重，胸痛甚者，加沉香、荜茇，辛香理气止痛；若痰多，加半夏、陈皮，理气燥湿化痰；胸闷，乏力，精神差，气虚症状显著者，加党参、黄芪，补益脾肺之气；血瘀明显者，表现为唇色紫暗或舌体有瘀斑、瘀点者，加用丹参，活血化瘀。

4. 肝肾阴虚

证候 眩晕，耳鸣，腰酸膝软，五心烦热，口干，健忘，失眠；舌质红，少苔，脉细数。

治法 补益肝肾，养阴除烦。

方药 杞菊地黄丸加减。

杞菊地黄丸为六味地黄丸加枸杞、菊花而成，含有熟地、山药、山茱萸、牡丹皮、泽泻、茯苓、枸杞、菊花。方中重用熟地，滋阴补肾，填精益髓，为君药；山茱萸补养肝肾，山药补益脾阴；三药相配，滋养肝脾肾，为"三补"。配以泽泻利湿泄浊，并防熟地滋腻恋邪；牡丹皮清泻相火，除烦热，并制山茱萸之温涩；茯苓淡渗脾湿，并助山药之健运；此三药为"三泻"，渗湿浊，清虚热。配以枸杞、菊花，滋补肝肾，清肝明目。诸药合用，滋阴补肾。

唇色紫暗或舌体有瘀斑、瘀点，血瘀明显者，加用丹参、川芎等活血化瘀；阴虚而火旺盛者，加用知母、黄柏，加强清热降火之功；腹胀、纳呆、乏力，脾虚气滞者，加白术、砂仁，健脾理气。

〔预后〕

高脂血症早期，通过控制体重、合理膳食、加强体育锻炼等可恢复正常，预后较好。若任其发展，可引发动脉粥样硬化，对心、脑、肾等重要器官产生严重影响。

〔针灸治疗〕

1. 辨证要点

（1）**辨主症**：胸闷或伴有胸痛、眩晕、倦怠乏力、失眠，健忘，体胖，纳差，烦躁易怒，腰膝酸软等。

（2）**辨类型**：原发性高脂血症可能由于遗传缺陷或后天饮食习惯、生活方式、自然环境等因素所致；继发性高脂血症则由明确的基础疾病引起，如甲状腺功能减退症、淋巴瘤、肾病综合征、糖尿病、酒精中毒等并发的高脂血症。

（3）**辨兼症**：形体肥胖，头重如裹，胸闷，呕恶痰涎，肢麻沉重，心悸，失眠，口淡，食少，舌胖，苔滑腻，脉弦滑者，为痰湿阻滞；眩晕头痛，面色萎黄，心悸怔忡，气短乏力，舌质紫暗或有斑点，脉细涩者，为气虚血瘀；面色萎黄，气短乏力，腹胀纳呆，舌淡苔白，脉弱者，为脾气虚弱；眩晕少寐，心烦口干，腰膝酸软，舌红少苔，脉弦细者，为肝肾阴虚。

2. 辨证施治

治法 运脾化湿，补气活血。

主穴 中脘、内关、丰隆、足三里、三阴交、太冲。

配穴 痰湿阻滞者，加用脾俞、阴陵泉；气虚血瘀者，加用膈俞、气海；脾气虚弱者，加用胃俞、脾俞；肝肾阴虚者，加用太溪、肝俞。

方义 高原地区人们喜食肥甘厚腻，易导致饮食积滞、脾胃运化功能失常，而致高脂血症。中脘与内关相配，助脾化运，健脾消食。高原地区由于饮食缘故，胖人居多，痰湿内盛，丰隆可健脾除湿，化痰通络；足三里益气养血，补益脾气以助运化；三阴交为足三阴经交会穴，调补肝脾肾，以固其本；太冲为肝经原穴，平肝潜阳，抑木扶土。

痰湿阻滞者，加用脾俞、阴陵泉可健脾化痰；气虚血瘀者，加用膈俞、气海可补气活血；脾气虚弱者，加用胃俞、脾俞可补益脾气，助脾运化；肝肾阴虚者，加用太溪、肝俞可滋阴潜阳。

操作 以毫针泻法为主，脾气虚弱者加灸足三里，痰湿内盛者脾俞、胃俞加用拔罐疗法。

3. 其他针灸方法

（1）梅花针法： 用梅花针叩刺脾俞、胃俞、太冲、丰隆、中脘、足三里，叩刺程度以皮肤潮红为宜。

（2）艾灸法： 以温和灸灸双侧神阙、足三里，每穴每次10分钟，隔日1次。

[食疗与预防保健]

1. 改变生活习惯是预防和控制高脂血症的基础措施。首先，改善饮食结构，减少总能量摄入，限制胆固醇、饱和脂肪酸的摄入，增加蔬菜水果的摄入量，特别是补充可溶性膳食纤维。其次，适量运动、减重，有助于改善血脂升高。

2. 食疗——山楂玫瑰花茶 干山楂、玫瑰花泡茶饮用。山楂甘酸，微温，归脾、胃、肝经，具有消食化积、行气散瘀的作用，是治疗高脂血症最常用的药物之一。玫瑰花甘，微苦，温，归肝、脾经，具有行气解郁、活血止痛的作用。二者配伍，消食化积、行气止痛。

3. 食疗——山药薏苡仁粥 大米、山药、薏苡仁熬粥食用，健脾利水渗湿。山药甘、平，归脾、肺、肾经，具有益气养阴、补脾肺肾的作用；薏苡仁甘淡，微寒，归脾、胃、肺经，具有健脾、利水渗湿的作用。

| 病案举隅 |

某女，39岁，自述神疲乏力半年余，纳差，多梦，劳累后胸闷，偶有心悸，皮肤干燥，二便可，近日体检时发现血脂水平增高，月经量少、色暗伴血块，唇干、咽干，唇色暗。舌暗苔薄黄，脉细弦。

治法 活血调肝，益气活血。

方药 生地15g，桃仁6g，红花6g，赤芍15g，当归15g，川牛膝15g。7剂，水煎服，每日1剂。

经典赏析

《素问·通评虚实论》："凡治消瘅、仆击、偏枯、痿厥，气满发逆，甘肥贵人，则高粱之族也。"

《灵枢·血络论》："血气俱盛而阴气多者，其血滑，刺之则射；阳气畜积，久留而不泻者，其血黑以浊，故不能射。"

《血证论·瘀血》："瘀血在里则口渴，所以然者，血与气本不相离。内有瘀血，故气不得通，不能载水津上升，是以发渴，名曰血渴。瘀血去则不渴矣。四物汤加枣仁、丹皮、蒲黄、三七、花粉、云苓、枳壳、甘草，小柴胡汤加桃仁、丹皮、牛膝皆治之。温经汤以温药去瘀，乃能治积久之瘀，数方皆在酌宜而用。瘀血在腠理，则荣卫不和，发热恶寒。腠理在半表半里之间，为气血往来之路，瘀血在此，伤荣气则恶寒，伤卫气则恶热，是以寒热如疟之状，小柴胡汤加桃仁、红花、当归、荆芥治之。瘀血在肌肉，则翕翕发热，自汗盗汗。肌肉为阳明所主，以阳明之燥气而瘀血相蒸郁，故其证象白虎，犀角地黄汤加桃仁、红花治之，血府逐瘀汤加醋炒大黄亦可治之也。瘀血在经络脏腑之间，则结为癥瘕。瘕者，或聚或散，气为血滞，则聚而成形，血随气散，则没而不见。方其既聚，宜以散气为解血之法，九气丸治之。在胸膈上者，加桔梗、枳壳、瓜蒌、生姜、甘草。在右者，加苏子、桑皮、陈皮。在左者，加青皮、牡蛎、当归。在中焦大腹者，加厚朴、枳壳、防己、白芍、甘草。在小腹下者，加橘核、小茴、荔核、槟榔、川楝子、灵脂。气散则血随而散，自不至于结聚矣。至其既散之后，则又恐其复聚，宜以调血为和气之法。此时瘕气既散，处于血分之中，但一调血，则气自和，而不复聚矣。逍遥散加丹皮、香附治之，归脾汤加柴胡、郁金子亦治之。癥者，常聚不散，血多气少，气不胜血故不散，或纯是血质，或血中裹水，或血积既久亦能化为痰水，水即气也。癥之为病，总是气与血樛辒而成，须破血行气，以推除之。元恶大憝，万无姑容。即虚人久积，不便攻治者，亦宜攻补兼施，以求克敌。攻血质宜抵当汤、下瘀血汤、代抵当丸。攻痰水宜十枣汤。若水血兼攻，则宜大黄甘遂汤，或秘方化气丸。"

第二节 ❧ 高原红细胞增多症 ❧

高原红细胞增多症是机体长期处于高原低氧环境时，红细胞过度增生，导致血液黏稠度升高、血流阻力增加，进而引起一系列症状和体征的一种慢性高原病，是高原地区严重危害人们身体健康的疾病之一。

高原红细胞增多症的本质是机体在缺氧环境中的一种适应性表现，其发病与海拔、种族、性别有关。海拔越高，发病率越高，男性高于女性，移居者发病率高于世居者，在青藏高原平均发病率为2.5%。另外，红细胞过度增生引起的血流缓慢又会进一步加重缺氧，并且对骨髓造血系统、凝血功能、肺功能、免疫功能、肾功能、心血管系统、中枢神经系统、肝脏、消化系统等产生不良影响。

中医学上，对高原红细胞增多症尚未有统一的疾病命名。中医对"心悸""眩晕""头痛""胸痹""喘证""水肿""血证"等疾病以及对血瘀、气虚病因病机的认识，可用于指导高原红细胞增多症的治疗。

[病因病机]

高原红细胞增多症的基本病因是缺氧；气候干燥、寒冷和饮食不节也是重要影响因素。

1. 清气不足 中医学认为，水谷精微之气与自然界的清气相合聚于胸中形成宗气。宗气出喉咙而行呼吸，贯心脉而行气血。高原地区空气稀薄，致使宗气不足，无力运行血脉，因此气虚血瘀是高原红细胞增多症的最常见证候。

2. 外邪浸淫 高原气候寒冷，部分地区常年寒冬无夏。寒性凝滞，血液运行不畅，同时寒邪易伤阳气，致血脉收引，运行不畅，加重血瘀。另外，干燥的气候也是加重高原红细胞增多症的重要因素。肺为娇脏，喜润恶燥。久居高原，宗气匮乏，兼之干旱少雨，气候干燥，燥邪伤肺，伤津劫液，阴液耗伤，血脉不充，则血运不畅，亦出现瘀血证候。

3. 饮食因素 为了适应高原高寒缺氧的环境，长期生活在高原的人们喜食肉类，喜饮酒。久食醇燥厚味，导致痰湿中阻，湿热内蕴，进而影响气血运行，加重血瘀，形成痰瘀互阻的证候。

在高原低氧环境造成气虚的基础上，气虚无力运行血脉，出现气虚血瘀为基本病变的病症。因此，气虚血瘀是高原红细胞增多症的基本病机，血瘀是高原红细胞增多症的主要病理因素，寒邪、燥邪、饮食因素是加重血瘀的重要原因。高原红细胞增多症的病位主要在肺，累及营卫、心、脾、肝、肾，病变性质多为虚实夹杂。

[临床表现]

1. 多血表现，如皮肤和黏膜红紫，尤以面部、颈部和四肢末端最为明显，眼结膜显著充血。外貌呈瘀血特征，表现在口唇、面颊部、耳廓边缘、甲床发绀，眼结膜充血，面部血管扩张呈紫色条纹。

2. 神经与运动系统受损，出现头痛、头昏、记忆力减退、失眠或嗜睡。部分患者肢体麻木、乏力，颜面及下肢水肿，视力模糊或视力减退。少数患者可出现失语、意识障碍，肢体瘫痪。

3. 消化系统表现为腹胀、食欲下降、恶心、消化不良、上消化道出血等。

4. 心肺功能出现异常，出现心悸、胸闷、气短、咳嗽等症状。

5. 泌尿生殖系统可出现不同程度蛋白尿、血尿，女性可出现月经不调、月经量减少或增多、受孕困难。男性出现阳痿、性欲减退等。

6. 血栓形成、栓塞和出血。伴血小板增多时，可出现血栓形成和梗死，常见于脑、周围血管、冠状动脉等。少数病人可见异常出血表现。

7. 脾肿大。脾大多为中、重度肿大，患者可出现腹胀、食欲缺乏、便秘等表现。

8. 其他方面，骨髓细胞过度增殖可导致高尿酸血症，少数病人出现继发性痛风、肾结石及肾功能损害；嗜碱性粒细胞增多可刺激皮肤而有明显瘙痒症；部分病人还可合并高血压。

[诊断与鉴别诊断]

（一）诊断要点

1. 西医学上，根据第六届国际高原医学和低氧生理学术大会颁布的《慢性高原病青海诊断标准》，男性血红蛋白大于 210g/L、女性血红蛋白大于 190g/L 作为诊断高原红细胞增多症的标准。

2. 患者出现不同程度的临床表现。

3. 实验室检查有助于本病的诊断。

（二）鉴别诊断

1. **继发性红细胞增多症**　新生儿、心血管疾病、肺通气功能减退、睡眠呼吸暂停综合征等可引起继发性红细胞增多，临床结合病史可鉴别。

2. **血红蛋白病**　是由于血红蛋白分子结构异常，或珠蛋白肽链合成速率异常所引起的一组遗传性血液病，可伴有代偿性血红蛋白增多。

3. **肿瘤因素**　肺癌、肾癌等会导致血红蛋白异常增多。

4. **真性红细胞增多症**　与本病表现相似，实验室检查与高原生活史是两者鉴别的重要依据。

[辨证论治]

（一）辨证要点

气虚血瘀是本病的基本病机。若患者出现咳嗽痰多、苔腻，则为血瘀夹痰。另外，本病主要病位在肺，若患者出现胸闷气短甚至胸痛，说明累及于心。

（二）治疗原则

益气活血化瘀是本病的主要治疗原则。痰多，颜色或白或黄者，健脾祛痰，或清热豁痰。

（三）分型论治

1. 气虚血瘀

证候　胸闷，气短，乏力，口唇、指甲发绀，失眠或嗜睡，精神差；舌质暗红，苔薄黄，脉滑。

治法　益气化瘀，活血通络。

方药　补阳还五汤加减。

补阳还五汤由生黄芪、当归尾、川芎、赤芍、桃仁、红花、地龙组成。方中重用生黄芪，大补脾肺之气，令气旺血行，瘀去络通；当归尾活血而不伤血；川芎、赤芍、桃仁、红花助当归尾活血祛瘀；地龙通经活络。大量补气药与少量活血药配伍，使气旺血行。

气短、乏力等气虚显著者，加党参，助黄芪补气；血瘀症状严重者，加三棱、莪术，破血逐瘀；患者形寒肢冷，阳虚症状明显者，加桂枝、甘草，温阳化气；失眠严重者，加酸枣仁、远志，宁心安神；咳嗽痰多者，加半夏、陈皮，燥湿化痰。

2. 痰瘀内结

证候　口唇、指甲青紫，面色紫暗，咳嗽痰多、白痰或黄痰，或伴胸痛、胸闷、气短、乏力；舌苔白腻或黄腻，脉滑。

治法 活血祛瘀，化痰散结。

方药 血府逐瘀汤加减。

血府逐瘀汤由当归、川芎、赤芍、桃仁、红花、牛膝、柴胡、枳壳、桔梗、生地、甘草组成。方中当归、川芎、赤芍、桃仁、红花活血祛瘀；牛膝祛瘀血、通血脉，引瘀血下行；柴胡疏肝解郁，升达清阳；桔梗开宣肺气，合枳壳一升一降，使气行则血行；生地合当归，养阴清热，使祛瘀而不伤阴血；甘草调和诸药。诸药配伍，瘀去气行。

若痰多色白，加半夏、陈皮，理气燥湿化痰；若痰多色黄，心烦口干，大便干结，可加用黄连温胆汤；胸闷，乏力，精神差，气虚症状显著者，加党参、黄芪，补益脾肺之气。另外，本病多本虚标实，破血之品应慎用，以免耗伤正气。

〔预后〕

高原红细胞增多症病程较长，早期常无典型症状。后期由于低氧及血液黏稠度增加导致各个系统出现代偿性改变。并且，由于血液凝固性增高，容易形成血栓，使病情复杂多变。

〔针灸治疗〕

1. 辨证要点

（1）**辨主症**：发绀、胸闷、气短、乏力。

（2）**辨病位**：高原红细胞增多症的病位主要在肺，累及心、脾、肝、肾，病变性质多为虚实夹杂。

（3）**辨兼症**：胸闷气短，神疲乏力，口唇、指甲发绀，失眠健忘，舌质暗红或有瘀点，苔黄，脉细涩者，为气虚血瘀；口唇、指甲青紫，面色紫暗，咳嗽痰多，或伴胸痛、胸闷、气短、乏力，舌苔白腻或黄腻，脉滑者，为痰瘀阻滞。

2. 辨证施治

治法 活血化瘀，祛痰通络。以足太阴脾经和足太阳膀胱经穴位为主。

主穴 膈俞、足三里、气海、三阴交、肝俞。

配穴 气虚血瘀者，加脾俞、关元；痰瘀阻滞者，加丰隆、中脘。

方义 高原地区空气稀薄，致使宗气不足，无力运行血脉，瘀血阻滞。膈俞为血会，是血液所化之气，可活血化瘀；气海为任脉穴位，任脉水气在此吸热后气化输布，具有补益中气的作用；两穴合用，可补气活血。高原地区人们喜食肥甘厚味，导致痰湿中阻，湿热内蕴，进而影响气血运行，加重血瘀，形成痰瘀互阻的证候。足三里为胃经下合穴，可运脾和胃，祛痰通络。高原地区人们性格豪爽，易情绪焦急，三阴交为足三阴经交会穴，可滋阴潜阳，调和阴阳；肝俞可平抑肝阳，疏肝解郁。

气虚血瘀者，加脾俞、关元，可补益脾气，活血化瘀；痰瘀阻滞者，加丰隆、中脘，可祛湿化痰，助脾运行气血。

操作 以毫针泻法为主。痰湿重者，足三里加用拔罐；血瘀严重者，膈俞、血海刺络放血。

3. 其他针灸方法

（1）**拔罐法**：对膈俞、胃俞、肝俞、脾俞进行拔罐，膀胱经进行走罐。

（2）**艾灸法**：艾灸膈俞、足三里、气海、三阴交、肝俞，以皮肤潮红为宜。

〔食疗与预防保健〕

1. 防寒保暖，清淡饮食，减少劳动强度，进行呼吸功能锻炼，必要时吸氧。

2. 食疗 黑木耳具有益气、滋肾养胃、活血等功能，能抗凝、降血脂、抗脂质过氧化，从而降低血液黏稠度。山楂味酸、甘，微温，归脾、胃、肝经，具有消食化积、行气散瘀的作用。

┃ 病案举隅 ┃

某男，31岁，日喀则人氏，自述眩晕3年余，纳差，多梦，神疲，便干，高脂血症，血红蛋白增高近10年，唇鼻干燥，唇色暗，白睛充血。舌暗苔薄白，脉细。

治法 健脾调肝，益气活血。

方药 炒白术15g，桃仁6g，红花6g，西洋参6g，当归10g，川牛膝15g。7剂，水煎服，每日1剂。

经典赏析

《素问·经脉别论》："食气入胃，浊气归心，淫精于脉。脉气流经，经气归于肺，肺朝百脉，输精于皮毛。毛脉合精，行气于府，府精神明，留于四脏，气归于权衡。权衡以平，气口成寸，以决死生。"

《素问·血气形志》："夫人之常数，太阳常多血少气，少阳常少血多气，阳明常多气多血，少阴常少血多气，厥阴常多血少气，太阴常多气少血，此天之常数。足太阳与少阴为表里，少阳与厥阴为表里，阳明与太阴为表里，是为足阴阳也。手太阳与少阴为表里，少阳与心主为表里，阳明与太阴为表里，是为手之阴阳也。今知手足阴阳所苦，凡治病必先去其血，乃去其所苦，伺之所欲，然后泻有余，补不足。欲知背俞，先度其两乳间，中折之，更以他草度去半已，即以两隅相拄也，乃举以度其背，令其一隅居上，齐脊大柱，两隅在下，当其下隅者，肺之俞也。复下一度，心之俞也。复下一度，左角肝之俞也，右角脾之俞也。复下一度，肾之俞也。是为五脏之俞，灸刺之度也。形乐志苦，病生于脉，治之以灸刺。形乐志乐，病生于肉，治之以针石。形苦志乐，病生于筋，治之以熨引。形苦志苦，病生于咽嗌，治之以百药。形数惊恐，经络不通，病生于不仁，治之以按摩醪药。是谓五形志也。刺阳明出血气，刺太阳出血恶气，刺少阳出气恶血，刺太阴出气恶血，刺少阴出气恶血，刺厥阴出血恶气也。"

《四圣心源·劳伤解·血瘀》："肝主藏血，凡脏腑经络之血，皆肝家之所灌注也。血以温升为性，缘肾水左旋，则生肝血，肝血方生，而已抱阳魂，故其性温而升散。实则直升，虚则遏陷，升则流畅，陷则凝瘀。盖血中温气，化火之本，而温气之原，则根于坎中之阳。坎阳虚亏，不能发生乙木，温气衰损，故木陷而血瘀。久而失其华鲜，是以红变而紫，紫变而黑。木主五色，凡肌肤枯槁，目眦青黑者，皆是肝血之瘀。而肝血不升之原，则在于脾，脾土滞陷，生气遏抑，故肝无上达之路。肝脾不升，原因阳衰阴旺，多生下寒。而温气抑郁，火胎沦陷，往往变而为热。然热在于肝，而脾肾两家，则全是湿寒，不可专用清润。至于温气颓败，下热不作者，十之六七，未可概论也。血瘀之证，其下宜温，而上宜清，温则木生，清则火长。若木郁而为热，乃变温而为清，而脾肾之药，则纯宜温燥，无有二法。以脾陷之由，全因土湿，土湿之故，全因水寒。肾寒脾湿，则中气不运，是以太阴不升。水土湿寒，中气埋郁，君相失根，半生上热。若误认阴虚，滋湿生寒，夭枉人命，百不一救也。"

第三节 — 痹病 —

痹病是以肢体筋骨、关节、肌肉等处发生疼痛、酸楚、重着、麻木，或关节屈伸不利、僵硬、肿大、变形及活动障碍为主要表现的病证。其发病多与风、寒、湿、热之邪相关，以潮湿、高寒之地，或气候变化之时，罹患者多。高原地区风大、气候寒冷以及喜饮酒和喜食肉类，易滋生内湿，因此痹病发病率高。

西医学中的痛风、风湿性关节炎、类风湿关节炎、强直性脊柱炎、骨关节炎，均属于本病范畴，可参照本节辨证治疗。

[病因病机]

1. 外邪入侵　在高原，风、寒之邪为本病发病的外部条件。风为阳邪，开发腠理，又具穿透之力，寒借此力内犯，风又借寒凝之积，使邪附病位，而成伤人致病之基。素体阳盛或阴虚内热，感受外邪之后易从热化，或因风寒郁久从阳化热，热邪与人体气血相搏而见关节红肿疼痛、发热等，发为热痹。正如《素问·痹论》云："风寒湿三气杂至，合而为痹也。"

2. 饮食不节　过食肥甘厚味致脾胃虚损，脾虚不能运化水湿，内湿停聚。湿为阴邪，必伤营络之血，营伤则卫气不通，血伤则阳气不行，邪气流注关节，绌急而痛。另外，内湿酿生痰热，痰瘀互阻，导致经络瘀滞，气血运行不畅，也会导致痹病。

3. 禀赋不足　素体亏虚，卫外不固，或脾虚运化失常，气血生化乏源，易感外邪，如《诸病源候论·风病诸候上·风湿痹候》所云"由血气虚，则受风湿"。

4. 年老久病　年老久病，肝肾不足，肢体筋脉失养；或病后气血不足，腠理空虚，外邪乘虚而入。

5. 药物所伤　治疗不当，或久服祛风燥湿、散寒清热之剂，既伤于中，又伤津耗血，在病理上形成痰瘀互结不散，经络痹阻，筋骨失荣，经络失养，疼痛不已而成痼疾。

痹病的主要病机，系由机体正气不足，卫外不固，或先天禀赋不足，则外无御邪之能，内乏抗病之力，复因感受风、寒之邪，或内生湿邪，邪气侵于肌肉、筋骨、关节之间，致使邪气留恋，或壅滞于经，或郁塞于络，气血凝滞，脉络痹阻而成。

风、寒、湿邪为患，通常各有侧重，又相互作用。痹病日久不愈，气血津液运行不畅，则血脉瘀阻，津液凝聚，痰瘀互结，闭阻经络，病邪入骨，出现关节肿胀、僵硬、畸形等症，甚至深入脏腑，出现脏腑痹的证候。本病初起因风、寒、湿之邪相互作用所致，故属实；痹病日久，耗伤气血，损及肝肾，病理性质为虚实相兼。

〔临床表现〕

肌肉、筋骨、关节等部位酸痛、麻木、重着、肿胀、屈伸不利或关节肿大变形。风邪甚者，病邪流窜，病变部位游走不定，为行痹；寒邪甚者，肃杀阳气，疼痛剧烈，为痛痹；湿邪甚者，病邪重着、黏滞，病变部位固定不移，为着痹；风寒或风湿郁久化热，热邪甚者，煎灼阴液，病变部位红肿热痛，为热痹。

〔诊断与鉴别诊断〕

（一）诊断

1. 发病特点　本病的发生不分年龄、性别，但青壮年和体力劳动者、运动员及体育爱好者易于罹患。同时，发病及病情的轻重与寒冷、劳累以及天气变化等有关。

2. 临床特征　突然或逐渐肢体关节、肌肉疼痛、酸楚、麻木、重着、屈伸不利及活动障碍。或游走不定，恶风寒；或痛剧，遇寒则甚，得热则缓；或重着而痛，活动不灵，肌肤麻木；或肢体关节疼痛，痛处焮红灼热，筋脉拘急；或关节剧痛，肿大变形，也有绵绵而痛，麻木甚至伴心悸乏力。

3. 辅助检查　抗溶血性链球菌"O"、红细胞沉降率、C反应蛋白、类风湿因子、血清抗核抗体等检查有助于本病的诊断；X线和CT等影像学检查有助于了解骨关节的病变部位与损伤程度；心电图、心脏彩超、肾功能等检查有助于诊断本病是否累及脏腑。

（二）鉴别诊断

痿证　痹病是由风、寒、湿、热之邪侵袭肌腠经络，痹阻筋脉关节而致；痿证则以邪热伤阴，五脏精血亏损，筋脉肌肉失养为患。鉴别要点：首先在于痛与不痛，痹病以关节疼痛为主，而痿证则为肢体痿弱不用，一般无疼痛症状。其次在于肢体活动障碍与否。痿证是无力运动，痹病是痛而影响活动。再次，部分痿证在病初即有肌肉萎缩，而痹病则是由于疼痛甚或关节僵直不能活动，日久废而不用导致肌肉萎缩。

〔辨证论治〕

（一）辨证要点

1. 辨主症　肢体关节疼痛是本病的主症，也是诊断本病与辨别证候的根本所在。

2. 辨病因　游走不定而痛，风邪胜者，为行痹；疼痛剧烈，寒邪胜者，为痛痹；重着而痛、麻木不仁，湿邪胜者，为着痹；红肿热痛，筋脉拘急，热邪胜者，为热痹；久治不愈，肝肾亏虚，痰瘀阻络，关节肿大变形者，为尪痹；反复发作，多属慢性之痰瘀相结，气血俱虚证。

3. 辨虚实　根据发病特点及全身症状辨别虚实。一般痹病新发，风、寒、湿、热之邪明显者，为实证；经久不愈，耗伤气血，损及脏腑，肝肾不足者，多为虚证；病程缠绵，痰瘀互结，肝肾亏虚者，为虚实夹杂证。切勿认为凡关节酸楚疼痛，且随天气变化而变化，不问病程长短，便使用祛风活络之品，造成坏病。

（二）治疗原则

痹病的治疗以祛邪通络、缓急止痛为基本原则。根据邪气的偏盛，分别予以祛风、散寒、除湿、化痰、行瘀，兼以舒筋通络。注意祛风之品，当中病即止，不可多用，以防风燥之剂伤阴、燥血、耗气；散寒的同时，须结合助阳之品，使其阳气充足，则血活寒散，滞通痹畅而自愈；湿盛者，在渗湿化浊的同时，佐以健脾益气之品；病久入络正虚者，本着"治风先治血，血行风自灭"之理调之，同时重视扶正，配以益气养血、培补肝肾之品。

（三）分型论治

1. 行痹

证候 肢体关节、肌肉疼痛，屈伸不利，可累及多个关节，疼痛呈游走性，不拘上、下、左、右肢体关节，日轻夜重，急性期可红肿，初起可见恶风、发热等表证；舌质淡，苔薄白或薄腻，脉浮或脉缓。

治法 祛风通络，散寒除湿。

方药 防风汤加减。

防风汤由防风、麻黄、秦艽、葛根、茯苓、肉桂、当归、黄芩、杏仁、甘草、生姜、大枣组成。方中防风祛风散寒、胜湿止痛，麻黄助防风解表祛风、消肿；秦艽乃风药中之润剂，长于祛风湿、止痹痛；葛根解肌发表；茯苓健脾渗湿；肉桂辛散温通，通行气血筋脉，散寒止痛；当归补血活血，又能止痛；黄芩清上焦之火，防止外邪入里化热；生姜、大枣调和营卫，通行津液。诸药合用，解表祛风，散寒除湿，通络止痛。

疼痛以上肢为主，加羌活、白芷，散寒祛风，胜湿止痛；疼痛以下肢为主，加独活、牛膝，活血通经，强壮筋骨，祛风胜湿，除痹止痛；疼痛以腰背为主，加巴戟天、续断，祛风湿，补肝肾，强筋骨。

2. 痛痹

证候 肢体关节疼痛，通常局限一处，遇寒则痛甚，得热则缓，甚至关节屈伸不利，口淡不渴，恶风寒；舌质淡，苔薄白，脉弦而紧，或脉沉迟。

治法 温经散寒，祛风除湿。

方药 乌头汤加减。

乌头汤由川乌、麻黄、黄芪、芍药、炙甘草组成。方中川乌辛苦温，祛风除湿，散寒止痛；麻黄解表散寒，助川乌散寒止痛；黄芪益气固表，升阳通痹；芍药、炙甘草缓急止痛。诸药合用，温经散寒，除湿止痛。

寒邪甚，疼痛剧烈者，加附子、桂枝，辛散温通，散寒止痛。

3. 着痹

证候 肢体、关节沉重酸胀、重着、疼痛，关节活动不利，肌肤麻木不仁，或有肿胀，颜面苍黄而润；舌质红，苔白厚而腻。

治法 健脾渗湿，通经活络。

方药 薏苡仁汤加减。

薏苡仁汤由薏苡仁、苍术、羌活、独活、防风、当归、川芎、川乌、麻黄、桂枝、生姜、甘草组成。方中薏苡仁甘淡微寒，既能渗湿，又能舒筋脉，缓和挛急；苍术辛散苦燥，长于祛湿，痹病湿胜者尤宜；羌活、独活、防风散寒祛风，胜湿止痛；川乌辛苦温，祛风除湿，散寒止痛；麻黄、桂枝散寒除湿，温通经脉；当归、川芎，血中之气药，活血行气，祛风止痛；生姜、甘草健脾和中，兼调和诸药。诸药配伍，健脾祛湿，通经活络止痛。

4. 热痹

证候 肢体关节疼痛，痛处焮红灼热，肿胀疼痛剧烈，得冷稍舒，筋脉拘急，日轻夜重，多伴有发热、口渴、喜冷、烦闷不安；舌质红，苔黄燥，脉滑数。

治法 清热解毒，通络止痛。

方药 白虎加桂枝汤加减。

白虎加桂枝汤由石膏、知母、粳米、炙甘草、桂枝组成。方中石膏辛甘大寒，善能清热，并能止渴除烦；知母性寒质润，助石膏清热生津；桂枝解表祛风，温通经络；粳米、炙甘草和中益胃。诸药合用，既能清热解毒，又能通络止痛。

5. 痰瘀痹阻

证候 病程日久，肢体关节肿胀刺痛，痛有定处，夜间痛甚；或关节肌肤紫暗、肿胀，按之则硬，肢体顽麻或重着；或关节僵硬变形，屈伸不利，甚则肌肉萎缩，有硬结，瘀斑，面色暗黧，肌肤甲错，眼睑浮肿，或痰多胸闷，舌质暗紫或有瘀点瘀斑；苔白腻，脉弦涩。

治法　化痰祛瘀，蠲痹通络。

方药　双合汤加减。

双合汤由桃红四物汤合二陈汤加白芥子、竹沥组成，包含生地、当归、白芍、川芎、桃仁、红花、半夏、陈皮、茯苓、甘草、白芥子、竹沥。方中生地、当归、白芍、川芎养血和血；桃仁、红花活血化瘀；半夏、陈皮健脾燥湿，理气化痰；茯苓、甘草健脾渗湿；白芥子温肺化痰；竹沥清热豁痰。诸药合用，化痰祛瘀，蠲痹通络。

6. 肝肾亏虚

证候　痹病日久不愈，关节肿大，僵硬变形，屈伸不利，肌肉瘦削，腰膝酸软；或畏寒肢冷，阳痿遗精；或头晕目眩，骨蒸潮热，心烦口干，失眠；舌质红，少苔，脉细数。

治法　补益肝肾，舒筋活络。

方药　独活寄生汤加减。

独活寄生汤由独活、防风、秦艽、肉桂、细辛、桑寄生、牛膝、杜仲、当归、芍药、地黄、川芎、人参、茯苓、甘草组成。方中独活辛苦微温，长于祛下焦风寒湿邪，蠲痹止痛，为君药。臣以防风、秦艽祛风胜湿；肉桂温里散寒，通利血脉；细辛辛温发散，袪寒止痛。佐以桑寄生、牛膝、杜仲补益肝肾、强壮筋骨；当归、芍药、地黄、川芎养血活血；人参、茯苓、甘草补气健脾，扶助正气。在祛风胜湿药中，辅以补肝肾、养气血之品，邪正兼顾，祛邪而不伤正。诸药合用，补益肝肾，舒筋活络止痛。

肾阳虚明显者，加附子、干姜，增强温里散寒之功。

〔预后〕

痹病因患者体质差异、病因不同、治疗调摄是否得当等，预后差别很大。实证之风、寒、湿痹日久不愈，则正气愈虚，可转为虚实夹杂的尪痹以及痰瘀互结等证，经久难愈，多预后不良。

〔针灸治疗〕

1. 辨证要点

（1）**辨主症**：关节肌肉疼痛，屈伸不利。

（2）**辨病性**：居于高原之地，感受风邪，痛无定处，舌质淡，苔薄白，脉浮者，为行痹；疼痛剧烈，痛有定处，遇寒痛剧，苔薄白，脉弦紧者，为痛痹；疼痛重者，或肿胀麻木，苔白腻，脉濡缓者，为着痹；红肿热痛，舌红，苔黄燥，脉滑数者，为热痹。

（3）**辨经络**：按照疼痛部位不同，依据经脉体表分布规律进行经脉辨证。如膝关节内侧疼痛者为足太阴经证，膝关节前侧疼痛者为足阳明经证，膝关节外侧疼痛者为足少阳经证，膝关节后侧疼痛者为足太阳经证。

2. 辨证施治

治法　通络止痛。

主穴　阿是穴、局部经穴。

配穴　行痹，配膈俞、血海；痛痹，配肾俞、关元；着痹，配阴陵泉、足三里；热痹，配大椎、曲池。可根据疼痛的部位循经配穴。

方义　阿是穴和局部经穴能疏通局部经络气血，调和营卫，使风、寒、湿、热等外邪无所依附，痹病自除。

操作　毫针泻法或平补平泻。痛痹、着痹者，加灸法。大椎、曲池可点刺放血，局部腧穴可加拔罐法。

3. 其他针灸方法

（1）**皮肤针法**：取阿是穴，中、重度叩刺，使少量出血。

（2）**拔罐法**：取阿是穴，行闪罐法拔至皮肤潮红；或用坐罐法，每次留罐10分钟，隔日治疗1次。

（3）**穴位注射法**：取阿是穴、局部经穴，用1%利多卡因注射液、维生素 B_{12} 注射液或当归注射液等，每穴注射 0.5～1.0ml，每日或隔日1次。

（4）**火针法**：取阿是穴、局部经穴，选用规格 0.8mm×31mm 的钨锰合金火针，针刺前，置火针于酒精灯火焰的外上 1/3 处，加热至通红，然后施针于患者，不留针，注意不要刺入过深或刺入关节腔内。

（5）**温针灸法**：取阿是穴、局部经穴，针刺得气后，在针柄上安置 1.5 ~ 2.0cm 艾条，点燃，待其燃尽，除去灰烬，再在针柄安置艾条，反复 3 次。

[**食疗与预防保健**]

1. 针对痹病的危险因素采取干预措施。避免感受风、寒之邪，防寒保暖；改变不良饮食习惯、坚持适当运动，减少痹病发生的风险。

2. 食疗　木瓜性温，微酸，归肝、脾经，具有舒筋活络、和胃化湿的功效。多食木瓜有助于缓解筋脉拘挛和关节疼痛的症状。

| 病案举隅 |

某男，63 岁，牧民，双手关节变形，无红肿，时觉疼痛难忍，乏力，畏寒。饮食二便可，纳可。舌红，苔薄白，脉细。

治法　滋补肝肾，活血止痛。

方药　羌活 10g，延胡索 10g，桑寄生 15g，川芎 10g，山茱萸 15g，桂枝 6g。7 剂，水煎服，每日 1 剂。

经典赏析

《素问·痹论》："风寒湿三气杂至，合而为痹也。""五脏皆有合，病久而不去者，内舍于其合也。故骨痹不已，复感于邪，内舍于肾；筋痹不已，复感于邪，内舍于肝；脉痹不已，复感于邪，内舍于心；肌痹不已，复感于邪，内舍于脾；皮痹不已，复感于邪，内舍于肺。""所谓痹者，各以其时重感于风寒湿之气也。"

《诸病源候论·风病诸候上·风湿痹身体手足不随候》："人腠理虚者，则由风湿气伤之，搏于血气，血气不行则不宣，真邪相击，在于肌肉之间，故其肌肤尽痛。"

《类证治裁·痹症论治》："诸痹，风寒湿三气杂合，而犯其经络之阴也。风多则引注，寒多则掣痛，湿多则重着，良由营卫先虚，腠理不密，风寒湿乘虚内袭，正气为邪所阻，不能宣行，因而留滞，气血凝涩，久而成痹。"

参考文献

1. 张伯礼，吴勉华. 中医内科学 [M]. 4 版. 北京：中国中医药出版社，2017.

2. 格桑曲珍，王瑞云，莎珍，等. 拉萨市藏、汉民族血脂水平的比较 [J]. 复旦学报（医学版），2010，37（5）：587–590.

3. 张金燕，宋军营，张振强. 高脂血症不同病理阶段中医核心病机浅析 [J]. 中医临床研究，2019，11（7）：55–57.

4. 中国中西医结合学会心血管病专业委员会动脉粥样硬化与血脂异常专业组. 血脂异常中西医结合诊疗专家共识 [J]. 中国全科医学，2017，20（3）：262–269.

5. 孙爱莲，向玉珍，赵国林. 社区居民高脂血症的流行趋势及影响因素分析 [J]. 甘肃医药，2013，32（9）：677–679.

6. 高钰琪. 高原病理生理学 [M]. 北京：人民卫生出版社，2006：144.

7. 白玛康卓，巴桑次仁，次仁央宗，等. 不同海拔地区世居藏族人群高原红细胞增多症患病率的流行病学调查 [J]. 第三军医大学学报，2016，38（3）：220–225.

8. 邹澍宣. 中医药治疗高原红细胞增多症探析 [J]. 天津中医药，2014，31（5）：278–280.

9. 国际高原医学会慢性高原病专家小组. 第六届国际高原医学和低氧生理学术大会颁布慢性高原病青海诊断标准 [J]. 青海医学院学报，2005，26（1）：3–5.

10. 张早华，曹延柏，祁全寿. 针刺治疗高原型疾病 28 例 [J]. 中国针灸，1990，2（2）：30.

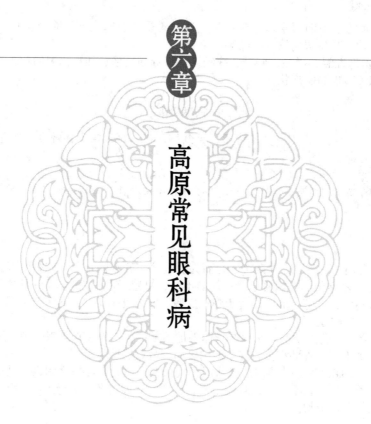

第六章

高原常见眼科病

　　中医眼科是中国人民几千年来在与疾病作斗争的过程中，逐渐形成和发展起来的一门临床学科。中医眼科的萌芽时期远在上古，至隋唐时期，方书中已有集中记载眼科病因证治的文献，至明清走上兴盛时期，人们对眼病积累了大量有益的治疗经验。高原气候因其独特的特点，如太阳辐射增强、日照时间长、大气压和氧分压低、空气稀薄、多风干燥、雪地光线反射等自然因素，对人体产生不同程度的影响。高原较为常见的眼科疾病包括视网膜静脉周围炎、视网膜静脉阻塞、视网膜出血、玻璃体积血、结膜炎、白内障、角膜炎等。

　　在中医学中，眼科疾病与肝脏、经络的关系较为密切，同时六淫、七情、饮食、疫气等都可能是致病因素。本章将重点围绕出血性眼病、白内障、炎症性眼病进行阐述。

　　西医眼科病中，与此类致病因素、病名或症状相似的疾病，可参照本章内容进行治疗。

第一节

❧ 出血性眼病 ❧

出血性眼病是眼科的一大类疾病，见于西医多种眼底病，包括前房出血、玻璃体出血、视网膜静脉阻塞、视网膜静脉周围炎、视网膜出血、高血压性视网膜病变等。根据出血量之多少，对视力影响之轻重，出血性眼病分别属于中医学视瞻昏渺、云雾移睛、暴盲等范畴。

西医学中，糖尿病视网膜病变、血管硬化出血、血管栓塞等因素引起的出血性眼科疾病，可参照本节内容治疗。

[病因病机]

1. 外邪侵袭 外邪伤目，灼伤目络，迫血妄行，可致眼内出血。在高原地区，对于眼科疾病而言，强光辐射是主要致病因素。同时风、寒、燥等外邪常常相互兼夹，侵伤目络，导致出血性疾病的发生。

2. 目络瘀阻 目络受阻，目不得血，瘀血外溢，可致眼底出血。长期生活在高原地区的人群，因多食膏粱厚味，夹杂气候因素，较易导致血瘀性疾病的发生。

在中医学中，出血性疾病与外邪侵袭、肝脾统摄与濡养关系密切。同时，饮食不节、情志异常都可成为致病因素，在治疗中应辨证施治。

[临床表现]

1. 一般起病较急，球结膜充血或轻度出血也可持续存在。
2. 出血部位分为球体表面或眼底出血，多为双眼同时或先后起病。
3. 以眼睑红肿、结膜出血等为主要症状。结膜充血、畏光、分泌物增多。眼睑可水肿，患眼常有异物感、刺激感、烧灼感或痒感。眼底出血可伴有视力损伤、视物障碍等。
4. 一般病程较长，治疗不及时可引起永久性视力损伤。

[诊断与鉴别诊断]

（一）诊断要点

1. 一年四季可发病。
2. 结膜出血或充血，眼底出血多伴有视物障碍。
3. 与其他疾病的鉴别可从发病季节、发病时间、传染因素、慢性病史等方面进行。

（二）鉴别诊断

1. 急性结膜炎 为细菌、病毒感染所引起的一种常见的流行性眼病，传染性强。起病急，双眼同时或先后发病，患眼有刺痛、痒、异物感，重者有畏光及灼热感，视力一般不受影响。眼睑红肿，结膜充血，分泌物多为细菌性、黏液性或脓性，晨起眼睛被分泌物封闭。病毒性感染的分泌物多为水样，且可伴有角膜病变，耳前、颌下淋巴结肿大及压痛。

2. 急性虹膜睫状体炎 该病的发病原因很复杂，大多病因不明，可能与自身免疫性疾病如风湿病、结核病、梅毒、病毒感染等有关。视力下降伴有明显的畏光、流泪、疼痛，且疼痛可放射到眉弓、颞部及额部。眼睫状体充血或混合充血，角膜后有沉淀物，房水混浊，虹膜肿胀，瞳孔缩小或不规则，对光反射迟钝，部分虹膜与晶状体发生粘连，眼压一般正常，但有时会增高或降低。

[辨证论治]

（一）辨证要点

本病的辨证要点在于外邪侵袭，分清属于火热炎上还是瘀血阻滞。两者的共性表现都有结膜红肿，但前者出现充血或出血的颜色鲜艳，后者红肿色暗；前者可存在细、浮脉象，后者可能出现弦、沉、迟等夹瘀脉象；前者舌红苔白，后者舌暗、苔厚或白或黄或腻。

（二）治疗原则

治疗本病，以益气养阴、清热凉血、化瘀消滞、活血止血为要义，主要从心、肝两脏入手，结合急则治标、缓则治本之则论治。

（三）分型论治

1. 火热炎上，血溢脉络

证候 烦躁或易怒，结膜充血、瘙痒，或迎风流泪；舌红，脉弦、细、数等。

治法 清热凉血，清心疏肝。

方药 清营汤加减。

清营汤由犀角（现禁用）、生地、麦冬、玄参、金银花、连翘、竹叶心、黄连、丹参组成，具有清营凉血、透热养阴的作用，主要治疗邪热出入营分，灼伤血络，血溢脉外之证。方中犀角清解营分之热毒，故为君药；生地凉血滋阴，麦冬清热养阴生津，玄参滋阴降火解毒，三药共用，既清热养阴，又助清营凉血解毒，共为臣药；温邪初入营分，故用金银花、连翘、竹叶心清热解毒，使营分之邪外达，此即"透热转气"的应用；黄连清心解毒；丹参清热凉血，活血散瘀。

结合致病因素，可辅以莲子心、川楝子、牡丹皮等清凉之品，清心降火，凉肝疏肝。

2. 虚火灼络，血溢脉外

证候 津少口渴，结膜充血、瘙痒，或双目干涩；舌红或绛，脉浮、细、数等。

治法 滋阴降火，凉血润燥。

方药 滋阴降火汤加减。

滋阴降火汤由生地、牡丹皮、大青叶、白茅根、大小蓟、仙鹤草、栀子炭、知母、黄柏、茜草组成。本证多因热入血分，迫血外溢所致。方中生地、牡丹皮凉血滋阴；大青叶清热解毒；白茅根、大小蓟、仙鹤草凉血止血；栀子炭、知母、黄柏清热泻火；茜草清血热，化瘀生新。滋阴即可清热，凉血亦能止血，故本方对高原地区干燥、素体阴虚导致虚火上炎，上灼目窍者，都可辨证使用。

3. 瘀血阻滞，迫血妄行

证候 面色晦暗，眩晕或头痛，眼痛；舌暗红，脉沉、迟、弦等。

治法 活血化瘀，通窍止血。

方药 桃红四物汤加减。

桃红四物汤由桃仁、红花、熟地、当归、芍药、川芎组成。方中桃仁、红花活血化瘀；甘温之熟地、当归滋阴养血；芍药养血和营，以增补血之力；川芎活血行气，调畅气血，以助活血之功。结合辨证，可辅以枸杞子滋阴补血，养精明目；加用合欢、郁金，疏肝解郁。

〔预后〕

本病一般预后较好，治疗得当可于 1~2 周治愈。眼底出血的病因病机复杂，不可轻视，必要时结合外科治疗。

〔针灸治疗〕

1. 辨证要点

（1）辨主症：眼睑红肿、结膜出血为该病主症，同时可伴随结膜充血、怕光、分泌物增多，眼睑可水肿，患眼常有异物感、刺激感、烧灼感或痒感。

（2）辨分型：①热邪侵袭，损伤血络：烦躁或易怒，结膜充血，舌红苔黄，脉数；②阴虚火旺，灼伤血络：津少口渴，结膜充血瘙痒，舌红苔少，脉弦细；③气血亏虚，血溢脉外：结膜充血瘙痒，眼睑口唇色淡白，舌淡苔白，脉沉细；④瘀血阻滞，迫血妄行：结膜充血，面色晦暗，舌暗红、有瘀点，脉沉涩。

2. 辨证施治

治法 清泻风热，凉血止血。以手阳明大肠经、足厥阴肝经、足少阳胆经经穴为主。

主穴 睛明、攒竹、太阳、太冲、合谷、风池、光明、养老。

配穴 热邪侵袭者，加曲池、大椎；阴虚火旺者，加太溪、行间；气血亏虚者，加气海、脾俞；

瘀血阻滞者，加膈俞、血海。

方义 高原地区紫外线强烈，风燥之邪侵犯眼部，易伤津化火，阻滞经络气血。睛明、攒竹可以宣发眼部之邪热，有消肿止痛明目的作用；太阳具有泻热止痛之功效；合谷、太冲为"开四关"之要穴，调阳明经气以疏散风热，通气导厥；高原地区人群多食肉乳，脏腑易生积热，加之情志不遂，易化肝胆之火，肝开窍于目，多表现为目疾，而风池为足少阳胆经之要穴，可引肝胆之火下行；光明为足少阳胆经别走足厥阴肝经之络穴，而足少阳胆经别系目系，足厥阴肝经连目系，故刺之可疏通表里两经之经气，通络明目；养老为手太阳小肠经之郄穴，能够治疗目暗不明。

曲池、大椎为疏散热邪之要穴，可疏散风热之邪；太溪、行间可滋阴降火；气海、脾俞可补气活血，益气健脾；膈俞、血海可活血化瘀，通络止痛。

［食疗与预防保健］

1. 保持眼部清洁，禁止用手揉搓，防止继发感染。为减轻不适，要避免光和热的刺激。
2. 食疗 石斛性微寒，味甘，归胃、肾经，具有益胃生津、滋阴清热的功效，煮水喝有很好的清热、降火、生津作用。枸杞子味甘性平，归肝、肾经，具有滋补肝肾、益精明目的作用，适量嚼服可改善精血亏虚之头目眩晕、视力减退等症状。

┃病案举隅┃

某男，62岁，自述迎风流泪近2年，时感眩晕，偶有头痛，白睛红赤，有高血压、高脂血症病史，唇暗。舌暗红苔薄黄，脉弦数。

治法 凉血通窍，活血化瘀。

方药 桃仁10g，红花10g，赤芍15g，石斛10g，生地10g，防风10g。7剂，水煎服，每日1剂。

经典赏析

《灵枢·口问》："液者，所以灌精濡空窍者也……液竭则精不灌，精不灌则目无所见矣。"

《外台秘要·叙眼生起》："其眼根寻无他物，直是水耳。轻膜裹水，圆满精微，皎洁明净，状如宝珠，称曰眼珠，实无别珠也。黑白分明，肝管无滞，外托三光，内因神识，故有所见。"

《外台秘要·出眼疾候》："黑睛水膜止有一重，不可轻触。"

《审视瑶函·目为至宝论》："真血者，即肝中升运于目，轻清之血，乃滋目经络之血也。"

《审视瑶函·开导之后宜补论》："夫目之有血，为养目之源，充和则有发生长养之功，而目不病；少有亏滞，目病生矣。"

 第二节 ❧ **白内障** ❧

各种原因引起的晶状体透明度降低或颜色改变导致的视觉障碍性疾病，称白内障，是全人类发病率最高的眼病之一，也是高原地区的多发病。高原地区白内障患病率与年龄、外伤、海拔高度、光辐射、缺氧、温度、营养状况、遗传因素等关系密切，严重危害着人们的身体健康。

在中医学中，白内障属于"圆翳内障""如银内障"范畴。糖尿病引起的晶状体变性、老年性白内障，可参照本节内容治疗。

［病因病机］

1. 外邪侵袭 外邪伤及目体，血脉不濡，晶珠不明。在高原地区发生的白内障，强光辐射是主要致病因素。同时，风、寒、燥等外邪常常相互兼夹，侵伤目络，导致晶状体变性的发生。

2. 肝肾不足　肝肾不足，脾失运化，则目失濡养，视物不明。长期生活在高原地区的人群，因自然条件原因导致脏器损害严重，夹杂年龄因素，较易导致本病的发生。

在中医学中，白内障的发生与外邪侵袭，以及肝、脾、肾的运化与濡养功能关系密切，在治疗中应辨证施治。

［临床表现］

1. 一般起病较缓，病情可持续存在并加重。
2. 可在单眼或双眼同时或先后起病。
3. 以视力下降、视物模糊、对比敏感度下降、屈光改变、单眼复视或多视、眩光、色觉改变、固定性黑影、视野缺损等为典型表现。
4. 一般病程较长，治疗不及时可引起永久性视力损伤。

［诊断与鉴别诊断］

（一）诊断要点

1. 中老年人多见，起病较缓，病程较长。
2. 一般呈双侧性，但两眼发病可有先后。
3. 视力进行性减退，有时在光亮的背景下可以看到固定的黑点。
4. 由于晶状体不同部位屈光力变化，可有多视、单眼、复视，近视度增加。

（二）鉴别诊断

1. 先天性白内障　多在出生前后即已存在，小部分在出生后逐渐形成，多为遗传性疾病，有内生性与外生性两类。内生性者与胎儿发育障碍有关，外生性者是母体或胎儿的全身病变对晶状体造成损害所致。先天性白内障分为前极白内障、后极白内障、绕核性白内障及全白内障，前两者无需治疗，后两者需手术治疗。

2. 后天性白内障　是出生后因强光照射、全身疾病或局部眼病、营养代谢异常、中毒、变性或外伤等原因所致的晶状体混浊。

3. 青光眼　除了会引起视力下降之外，还会伴随着眼压的升高，出现剧烈疼痛，甚至放射到头部，引发头痛，而白内障属于无痛性进行性视力下降。因此，可以通过症状、测量眼压与之鉴别。

4. 老年性黄斑变性　本病的主要症状也是视力下降，但发生机制不同，主要是由于黄斑处毛细血管萎缩变性或脉络膜新生血管破裂出血所致，因此可以通过眼底检查、光学相干断层扫描等进行鉴别。

5. 晶状体生理性老化　晶状体随年龄增长所含水分逐渐减少，晶体蛋白的代谢产物增加，使得晶状体看上去呈淡黄色，似乎不透明，这是老年人的生理现象，并不影响视力。通过检查视力、裂隙灯显微镜检查晶状体，可进行鉴别。

［辨证论治］

（一）辨证要点

本病的辨证要点在于分清属于外邪侵袭还是肝肾不足。两者的共性表现都有视物障碍，其区别需结合脏腑功能状况进行鉴别；前者可存在实、弦脉象，后者可能出现细、沉、迟等夹虚脉象；前者舌红苔白，后者舌暗或淡。

（二）治疗原则

治疗本病，以活血通窍、滋补肝肾、健脾助运为要义，主要从肾、肝、脾等脏腑入手，结合经脉辨证、脏腑辨证之则论治。

（三）分型论治

1. 外邪侵袭，伤及目体

证候 视物不清，或黑睛覆翳，或眩晕，或烦躁，或眼涩痛，或迎风流泪；舌红或白，脉紧、弦等。

治法 祛风散邪，和血退翳。

方药 拨云退翳还睛丸加减。

拨云退翳还睛丸疏风散邪，和血清肝，由密蒙花、木贼、白蒺藜、蝉蜕、青盐、薄荷、白芷、防风、生甘草、川芎、知母、荆芥穗、枸杞子、白芍、黑芝麻、当归、甘菊花组成。方中密蒙花、木贼、白蒺藜、蝉蜕、青盐、薄荷、白芷、防风等疏风散邪；川芎、知母、荆芥穗、枸杞子、白芍、黑芝麻、当归、甘菊花等活血柔肝。本方可辅以磁石、牡蛎等，增强镇肝息风之效。

2. 肝肾不足，脾失健运

证候 视物不清，乏力，或眩晕，或虚烦不寐，面色失华，大便不成形，或溏稀；舌暗或白，脉沉迟等。

治法 滋补肝肾，健脾除瘴。

方药 除瘴复明汤加减。

除瘴复明汤由羖羊肝、熟地、菟丝子、薤仁、枸杞子、麦冬、五味子、车前子、地肤子、防风、黄芩、茯苓、杏仁、芜蔚子、苦葶苈、青葙子、细辛组成。方中羖羊肝、熟地、菟丝子、薤仁、枸杞子、麦冬、五味子滋养肝阴；车前子、地肤子、防风、黄芩、茯苓、杏仁、芜蔚子、苦葶苈、青葙子、细辛等健脾化湿，清肝化浊。本方可辅以川芎、丹参、赤芍等，活血化瘀，凉血除烦。

〔预后〕

本病轻症一般预后较好，治疗得当可治愈，必要时结合外科治疗。

〔针灸治疗〕

1. 辨证要点

（1）辨主症： 视物模糊，畏光，视物颜色较暗或呈黄色等为主要症状，患眼常有异物感、飞物感或涩痒感。

（2）辨分型： 视物不清，或眩晕或烦躁或眼涩痛，舌红苔白，脉浮数，为外邪侵袭；视物不清，眩晕，虚烦不寐，五心烦热，舌红少苔，脉沉弦细，为肝肾亏虚；视物不清，气短乏力，少气懒言，舌淡苔白，脉沉细，为脾虚气弱。

2. 辨证施治

治法 肝肾亏损者，宜补益肝肾；脾虚气弱者，宜补脾益气。

主穴 攒竹、瞳子髎、承泣、合谷、四白、睛明。

配穴 外邪侵袭者，加曲池、大椎；肝肾亏虚者，加太冲、太溪、三阴交；脾虚气弱者，加脾俞、胃俞、足三里。

方义 高原地区强光辐射较为严重，易损伤眼络，或高原环境易损伤脏腑功能，导致肝肾脏腑功能减退，目生翳障。攒竹有明目消翳的作用；瞳子髎为眼周穴位，乃肾水汇集之处，又可补益肾之精气，可有效治疗眼部多种疾病；承泣为经脉气血上行之穴，可输布气血供养眼部，有明目之功效；合谷，取"面口合谷收"之义，远端取穴治疗眼疾；四白为足阳明胃经经穴，吸收脾经经气快速气化，供养眼部营养，有加快消除眼障的效果；睛明为膀胱经经穴，可输布津液上行，使眼部受其湿润并转动自如。

曲池、大椎为疏散热邪之要穴，可疏散风热之邪；太溪、太冲、三阴交可滋阴降火，滋补肝肾，镇肝息风；脾俞、胃俞、足三里皆是补益脾胃之要穴，可激发脾胃脏腑精气，健脾除障。

〔食疗与预防保健〕

1. 高原地区除遗传因素外，避免强光辐射是最重要的防护措施之一。
2. 注意精神调摄，保持情绪舒畅。
3. 加强用眼卫生，用眼过度后应适当放松，及时缓解疲劳。
4. 积极防治慢性病，包括眼部疾患及全身性疾病。尤其是糖尿病易并发白内障，要及时有效地控制血糖，防止病情进一步发展。

5. **食疗** 金针菜性味甘凉，入肝、胃经，有止血、消炎、清热、利湿、消食、明目、安神等功效，属食药同源之品。桑椹味甘性寒，入心、肝、肾经，滋阴补血，通血气，安魂镇神，令人聪目，并有补益强壮之功。

| 病案举隅 |

某男，69岁，自述视物模糊年余，偶感眩晕，体虚乏力，黑睛覆翳，纳差，二便可，唇暗。舌暗红苔薄黄，脉细弦。

治法 调肝健脾，活血化瘀。

方药 当归15g，桃仁10g，红花10g，赤芍15g，青葙子10g，炒白术15g。7剂，水煎服，每日1剂。

经典赏析

《外台秘要·出眼疾候》："眼无所因起，忽然膜膜，不痛不痒，渐渐不明，久历年岁，遂致失明。令观容状，眼形不异，唯正当眼中央小珠子里，乃有其障，作青白色，虽不辨物，犹知明暗三光，知昼知夜。"

《秘传眼科龙木论·七十二证方论·圆翳内障》："此眼初患之时，眼前……薄烟轻雾，渐渐加重，不痛不痒，端然渐渐失明……且不辨人物，惟睹三光。"

《证治准绳·杂病·七窍门上》："瞳神中白色如银也……重则瞳神皆雪白而圆亮。"

《银海指南·六气总论》："寒、暑、燥、湿、风、火，是为六气。当其位则正，过则淫，人有犯其邪者，皆能为目患。风则流泪赤肿，寒则血凝紫胀，暑则红赤昏花，湿则沿烂成癣，燥则紧涩眵结，火则红肿壅痛。"

《医宗金鉴·眼科心法要诀》："外邪乘虚而入，入项属太阳，入面属阳明，入颊属少阳，各随其经之系，上头入脑中，而为患于目焉。"

❧ 炎症性眼病 ❧

炎症性眼病是指各种累及眼部的，引起球结膜、角膜、巩膜、葡萄膜损害，甚至影响房水循环的多种炎症性眼部疾病。炎症性眼病也是高原地区多发病，致病因素与干燥、风寒、沙尘等因素关系密切。本节重点阐述较为常见的结膜炎和角膜炎。两者致病因素、症状表现相似，在本节中一并介绍。结膜炎和角膜炎在中医学中属于"红眼病""凝脂翳""冰虾翳深""涌波翳""混睛外障""混障证""混睛证""混睛障""气翳""聚星障""星月翳蚀""花翳白陷"等范畴。翼状胬肉患者可参照本节内容治疗。

〔病因病机〕

1. **外邪侵袭** 外有邪伤，加之脏腑蕴热，内外相引，上扰目窍，或时行毒疫，或风燥尘沙侵袭目窍，夹杂脏腑功能失调，将会引发眼内炎症。

2. **正气亏虚** 素体正气不足，夹于内伤，同时虚实夹杂，上犯络窍，加之饮食、情志等内因，导致目络受伤，从而引发眼疾。

在中医学中，炎症性眼病与外邪侵袭、七情、六淫、饮食、脏腑功能等关系极为密切，临床治疗应整体辨证。本节只针对高原地区常见致病因素进行探讨，故临床施治时应予更全面的考虑。

［临床表现］

1. 一般起病较急，病情可持续存在并加重。
2. 可在单眼或双眼同时或先后起病。
3. 存在传染性。
4. 症状表现为畏光、痒痛、流泪、结膜充血、角膜发灰发白、视力下降，会有新生血管生成，严重者可伴恶心、呕吐，或生成溃疡，更严重者继发青光眼，最终造成永久性失明。
5. 轻症一般病程可持续 1 ~ 2 周，重症可迁延不愈，治疗不及时可引起永久性视力损伤。

［诊断与鉴别诊断］

（一）诊断要点

1. 四季可发，起病急，一般病程较短。
2. 初起时可为双眼，也可为单眼，但迅速累及双眼。
3. 发病后即出现明显的异物感、眼痛及怕光流泪等症状。
4. 可出现分泌物。
5. 少数病例出现眼睑肿胀、头痛、发热、鼻塞、牙龈出血等症状。

（二）鉴别诊断

1. **干眼症** 眼部干涩，眼痒，眼部发胀疲劳，时有怕光流泪。
2. **视神经炎** 眼周围有疼痛或眼动时微痛，视野缩小，甚至部分视野缺损，红绿色野受累，发生偏盲或暗点，常一眼发病，另一眼视力急剧减退，甚至短期内完全失明，常有头痛和眶内疼痛。眶内疼痛在眼球转动或压眼球后加重。
3. **夜盲症** 夜间或在暗处视物不清，球结膜干燥，失去湿润的光泽。常发生于营养不良儿童，可伴有全身营养不良表现，如消瘦、哭声低微而嘶哑、精神萎靡等。
4. **巩膜炎** 巩膜炎仅眼睛局部会出现充血现象，很少伴有分泌物增多、眼部瘙痒、睁眼困难等症状。

［辨证论治］

（一）辨证要点

本病的辨证要点在于分清属于外邪侵袭还是素体不足。两者的共性表现都有畏光、痒痛、流泪、结膜充血等表现，但前者受时疫或风寒燥等外邪侵袭，可存在浮、弦脉象；后者可能出现脏腑功能不足，存在细、沉、迟等夹虚脉象；前者或舌红苔白，后者舌暗或淡。

（二）治疗原则

治疗本病，以解表清热、扶正祛邪为要义，主要从胆、肝、肺、肾等脏腑入手，结合表里辨证、脏腑辨证之则论治。

（三）分型论治

1. 外邪侵袭，伤及目体

证候 眼痛或痒，或烦躁或流泪，或伴发热；舌红或绛，脉紧、弦、数等。

治法 发表散邪，清热解毒。

方药 银翘散加减。

银翘散由连翘、金银花、薄荷、牛蒡子、荆芥穗、淡豆豉、竹叶、芦根、桔梗、生甘草组成，辛凉透表，清热解毒。方中连翘、金银花为君药，既有辛凉解表、清热解毒的作用，又具有芳香避秽的功效。薄荷、牛蒡子疏散风热，清利头目，且可解毒利咽；荆芥穗、淡豆豉有发散解表之功，若无汗者，可加大用量，助君药发散表邪，透热外出；荆芥穗、淡豆豉虽为辛温之品，但辛而不烈，温而不燥，反佐用之，可增辛散透表之力，为臣药。竹叶清热除烦，清上焦之热，且可生津；芦根清热生津；桔梗可宣肺止咳；生甘草清热解毒，同为佐使药。本方可辅以玄参、川楝子等，增强滋阴凉血、清热凉肝之效。

2. 正气不足，肝脾蕴热

证候　眼睑红肿，流泪，眼眵增多或伴咽痛，体虚乏力，或眩晕，或虚烦不寐，或纳差；舌暗，苔黄或白，脉沉、迟、细等。

治法　滋补肝肾，健脾除热。

方药　四君子汤加减。

四君子汤由人参、白术、茯苓、炙甘草组成，补中益气，健脾除湿。方中人参为君，甘温益气，健脾养胃；臣以苦温之白术，健脾燥湿，加强益气助运之力；佐以甘淡茯苓，健脾渗湿；苓、术相配，则健脾祛湿之功益著；使以炙甘草，益气和中，调和诸药。四药配伍，共奏益气健脾之功。本方可辅以牡丹皮、赤芍等，清热凉血；青葙子、绿萼梅，清肝除烦。

〔预后〕

本病轻症一般预后较好，治疗得当可治愈，必要时需结合外科治疗。

〔针灸治疗〕

1. 辨证要点

（1）辨主症：以畏光、痒痛、流泪、结膜充血、角膜发灰发白、视力下降为主要症状。

（2）辨分型：风热侵袭型，眼痛或痒，或烦躁或流泪，兼头痛发热，舌红苔黄，脉浮数；肝胆火盛型，畏光、痒痛、流泪、结膜充血，口苦，烦热，便秘，舌红苔黄，脉弦数。

2. 辨证施治

治法　清泻风热，消肿定痛。以手阳明大肠经、足厥阴肝经、足少阳胆经经穴为主。

主穴　睛明、攒竹、太阳、太冲、合谷、风池。

配穴　风热侵袭者，加少商、上星；肝胆火盛者，加太溪、行间。

方义　高原地区风燥尘沙侵袭目窍，易引发炎性眼病。睛明为膀胱经经穴，可输布津液上行，使眼部受其湿润而化燥；攒竹有消炎止痛明目的作用；太阳具有泄热消肿之功效；外邪入里，内伤七情，引肝胆两经之火上行，合谷、太冲为"开四关"之要穴，调阳明经气，引肝胆之火下行；风池为足少阳胆经之要穴，可宣发外感风燥之邪，明目止痒。

少商、上星可疏邪解表，泄热消肿，缓解炎性症状；太溪、行间可泻肝胆之火，疏肝泻热。

〔食疗与预防保健〕

1. 高原地区避免沙尘、干燥侵袭，注意饮食调养和情志养生对预防本类疾病有效。

2. 食疗　荸荠甘、苦，性平，归肺、胃经，具有清热化痰、消积利肠、生津止渴、通淋利尿、消痈解毒的功效，对肝肺有热气、眼球赤红、口干鼻热都有良效，属食药同源之品。金银花甘寒，归肺、胃经，具有清热解毒、通经活络的作用；目络红赤，口鼻干痛者，用金银花代茶饮，可有解热止痛之效。

┃ 病案举隅 ┃

某女，40岁，自述植树节户外劳作后出现双睛热痛，持续3日余，视物清晰，白睛红赤，烦躁、纳差，二便可，唇红。舌红苔薄黄，脉细数。

治法　清热解毒，凉肝除烦。

方药　荆芥10g，金银花10g，蒲公英15g，赤芍15g，青葙子10g，川楝子6g。7剂，水煎服，每日1剂。

经典赏析

《备急千金要方·七窍病上·目病》："生食五辛，接热饮食，热餐面食，饮酒不已，房室无节，极目远视，数看日月，夜视星火，夜读细书，月下看书，抄写多年，雕镂细作，博弈不休，久处烟火，泣泪过多，刺头出血过多，上十六件并是丧明之本。养性之士宜熟慎焉。又有驰骋田猎，冒涉风霜，迎风追兽，日夜不息者，亦是伤目之媒也。恣一时之浮意，为百年之痼疾，可不慎欤。凡人少时，不自将慎，年至四十即渐眼昏。"

《银海精微·天行赤眼》："天地流行毒气，能传染于人，一人害眼传于一家，不约大小皆传一遍。"

《证治准绳·杂病·七窍门上》："若治欠固，或即纵犯，则斑迹发出细细水泡，时起时隐，甚则发出大泡，起而不隐，又甚则于本处作痛，或随丝生障，或蟹睛再出矣。其病是蟹睛收回，结疤于风轮之侧。"

《目经大成·八十一证·凝脂翳变》："此症初起目亦痛，多虬脉，畏光紧闭，强开则泪涌出。风轮上有点如星，色白，中有孔如锥刺伤，后渐渐长大，变为黄色，孔亦渐大，变为窟。有初起翳色便黄，大且厚，治依下法。四围裂开一缝，若可施钳或竟镊去，下得一窝，窝底皮膜如芦竹之纸，风吹欲破，见辄令人吃惊。又初起现厚大白障，继则于障内衷出黄翳，状类鹅脂，为疾益急，再头痛便秘，则为窟、为漏、为蟹睛、为凹凸、为眇、为瞽，不日而致。治之不问孔窟浅深，但见翳色肥黄浮脆，善变速长，亟以小承气下利中丸净其内，随磨羚羊角调清肝散彻其外。俾表里邪行，头风不即止，大便必通。大便通，目赤痛与泪合减，乃用消风活血汤，或防风散结汤、犀角地黄汤。服之势少退，照下星月翳蚀定方。其眼药对症点洗，妥适便好，不须琐赘。愈后必有白障，若鱼鳞、玛瑙等形，终身不能脱。"

《银海指南·六气总论》："《素问·天元纪大论》曰：天有五行，以御五位，以生寒、暑、燥、湿、风、火，是为六气。当其位则正，过则淫。人有犯其邪者，皆能为目患。风则流泪赤肿，寒则血凝紫胀，暑则红赤昏花，湿则沿烂成癣，燥则紧涩眵结，火则红肿壅痛。……然其中有相挟而来者。盖风为百病之长，如挟寒、挟暑、挟湿、挟燥、挟火之类。有相从而化者，如风邪化火、寒邪化火、湿邪化火、燥邪化火之类。风邪发于前，火邪继于后，故凡人之病目者，皆以为风火也。……又有相杂而至者，以四时言之，冬月致病只三字，风寒火是也；春兼四字，风寒湿火是也；夏兼五字，风寒暑湿火是也；秋只四字，风寒燥火是也。然其中有伏藏，有变化，亦不得执一而治。"

参考文献

1. 袁晓辉，邓亚平. 出血性眼病的中医治疗 [J]. 四川中医，2005，23（5）：13-14.
2. 律鹏，张文芳. 高原眼病 [J]. 高原医学杂志，2004，14（2）：62.
3. 赵丽萍，刘涛，杨静雯，等. 针刺结合益气养阴汤治疗气血两虚型糖尿病性眼底出血36例 [J]. 环球中医药，2019，12（11）：1737-1739.
4. 马德光. 关于白内障在高原地区发病率高的原因探析 [J]. 甘肃科技，2017，33（5）：99-100.
5. 刘世安，刘宝善. 针刺治疗六例白内障初步报告 [J]. 中医杂志，1959（7）：57.
6. 朱晓琳. 角膜炎中医发病机制及治法探讨 [J]. 中医学报，2013，28（3）：440-441.
7. 朱晓琳. 角膜炎中医病因理论探微 [J]. 世界中西医结合杂志，2012，7（5）：432-434.
8. 刘冠军. 现代针灸医案选 [M]. 北京：人民卫生出版社，1985.

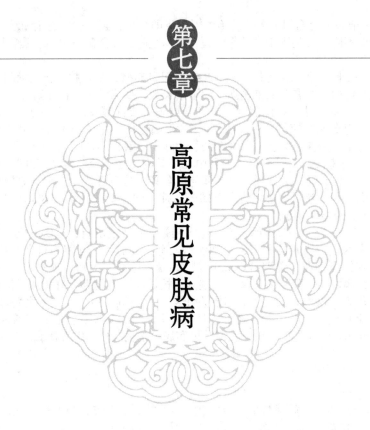

第七章 高原常见皮肤病

　　中医对皮肤病有着较为深入的认识，经过数千年的经验积累，对于病因病机、诊断、治疗、预防都建立了系统的理论框架，并不断丰富和发展。

　　在高原地区，受缺氧、强烈紫外线、干燥等自然环境影响，形成了具备地域特征的高原皮肤病。高原地区人群皮肤和内地平原地区人群相比具有"高原特征"，与日光照射、干燥、寒冷相关的日晒疮、黄褐斑、手足皲裂等病多发，这也是本章节主要介绍的内容。西医学中，与此类致病因素、病名或症状相似的疾病，可参照本章内容进行治疗。

第一节 ——⚜ 日晒疮 ⚜——

日晒疮是皮肤受到暴晒引起的急性皮肤炎症性疾病，顾名思义，日晒成疮。本病的特点是受损皮肤色红，红斑、丘疹、水疱、脱皮、灼痛疼痒、肿胀，甚者燎疱，惧触碰。多发于夏、秋两季。

本病相当于西医的日光性皮炎、日光疹等；日光辐射性皮肤病可参照本病治疗。

〔病因病机〕

西医学认为，皮肤受到过量光照可引起炎症反应，导致皮肤受损，皮下神经、血管受到损害，产生瘙痒、疼痛等症状。发病情况主要与光照强度、光照时间、皮肤敏感程度相关，也可能与遗传、免疫、微量元素情况相关。

1. 禀赋不足 腠理不密，外邪侵袭，不能耐受日光暴晒，热毒侵袭，灼伤皮肤，而致局部焮红漫肿。

2. 湿热内蕴 反复日晒，盛夏暑湿与热毒之邪侵袭，与内湿相搏壅滞于肌肤，而出现红斑、水疱、糜烂等病变。

〔临床表现〕

1. 起病急，多在暴晒后数小时发作，也有慢性发病者。

2. 多发于头面部、颈部、上臂、手臂等裸露部位。

3. 急性发作时多表现为皮肤红肿、脱皮，严重者破溃。患者自觉灼热痛痒；反复发作或慢性病患者表现为皮肤增厚、皮肤变暗、角质化等特征，灼热疼痛感减弱，瘙痒症状持续存在或间断发作。

4. 症状多呈局限性，多数患者无全身症状，过敏体质者可引起周身瘙痒。

5. 伴随症状较少，多见烦躁、头痛、发热、口渴、乏力等。

6. 病程一般较短，轻症者持续 2～3 日，表现为红肿减退，色素沉着，疼痛瘙痒症状减轻；重症者，皮肤破溃，迁延不愈。

〔诊断与鉴别诊断〕

（一）诊断要点

1. 发病季节多在夏、秋两季。

2. 有日光暴晒史，皮肤暴露部位如额、面颊、颈项、手背和前臂皮损明显。

3. 日晒后，局部出现大片水肿性、鲜红色斑片，边缘清楚，严重者红斑上可发生水疱或大疱，可伴灼热刺痛。经 1～2 日，红斑和水肿开始自行消退，出现脱屑和暂时性色素沉着。症状严重者，还可伴有口干、咽干、目赤、眼睑肿胀、发热、头痛、头晕、心悸等全身症状。

4. 反复发作或长期日晒者，可出现慢性损害，如皮肤增厚、角化、萎缩、毛细血管扩张、色素沉着或减退。

（二）鉴别诊断

1. 漆疮 有接触刺激物史，皮损发于接触刺激部位，与日晒无关，可发生于任何季节。

2. 癞皮病 除暴露部位皮炎外，有明显的舌炎和腹泻等消化系统症状，以及烦躁、抑郁、幻想、运动失调和丧失定向力等神经系统症状。

3. 鬼脸疮 为浸润性红斑，境界清楚，边缘稍隆起，表面鳞屑固着，有角栓，持续不退。

4. 湿疮 皮损形态多样，发生的部位与光线照射和季节的关系不大。

[辨证论治]

（一）辨证要点

本病辨证要点在于外邪侵肤，分清属于素体禀赋不足还是湿热内蕴。两者的共性表现都有皮肤红肿，但前者易出现脱皮的表现，后者红肿色暗；数脉可为共同表现，但前者可存在细、浮脉象，后者可能出现沉、濡等夹湿脉象；前者舌淡苔白，后者苔厚或白或黄或腻；亦可结合两者口气、溲溺、经带等情况辨证。

（二）治疗原则

治疗本病，以清热解毒、凉血止痛为要义，主要从肺、脾两脏入手，结合脾土肺金相生之理、标本兼着之则论治。

（三）分型论治

1. 禀赋不足

证候　易畏寒或恶热，肌肤红肿、热痛、瘙痒，或乏力；舌淡，脉细、弱、数等。

治法　清热凉血，补脾益肺。

方药　清瘟败毒饮加减。

清瘟败毒饮由生石膏、知母、甘草、连翘、竹叶、黄芩、黄连、栀子、生地、赤芍、牡丹皮、玄参、桔梗、犀角组成，具有气血两清、清热解毒、凉血泻火之功效。方中生石膏直清胃热，配知母、甘草，有清热固护阴津之功；加连翘、竹叶轻清宣透，清透气分表里之热毒；再加黄芩、黄连、栀子通泄三焦，可清泄气分上下之火邪；犀角（现禁用）、玄参、生地、赤芍、牡丹皮共用，凉血解毒，养阴化瘀，以清血分之热；竹叶、栀子同用，则清心利尿，导热下行；桔梗载药上行。清瘟败毒饮由白虎汤、犀角地黄汤、黄连解毒汤三方加减而成，清热泻火、凉血解毒的作用较强，对素体禀赋不足者仅可略取其义，不可重用，以防伤及患者脾阳。

外治　可将清瘟败毒饮煎汤外用，或选青黛膏外用。

2. 湿热内蕴

证候　肢体困倦，纳呆或善饥，口腔黏腻，大便不爽或伴臭秽，小便黄，肌肤红肿、热痛、瘙痒、破溃；舌红，脉滑、濡、数等。

治法　解毒清热，化湿除滞。

方药　藿香正气散加减。

藿香正气散由藿香、紫苏叶、白芷、白术、厚朴、大腹皮、陈皮、半夏曲、桔梗、茯苓、甘草组成。方中藿香芳香化湿，理气和中，兼解表是主药；紫苏叶、白芷发汗解表，并增强藿香理气散寒之力，为辅药；佐白术、厚朴、大腹皮燥湿除满；陈皮、半夏曲行气降逆，和胃止呕；配桔梗开胸膈；用茯苓、甘草健脾利湿，加强运化功能。各药配合，疏风解表，除湿消滞，使气机通畅，胃肠调和。可辅以牡丹皮、苦参，清热凉血，燥湿解毒。

[预后]

本病预后较好，治疗得当，皮损可于1~2周治愈，色斑可于2~3个月内自愈，少见并发症。

[针灸治疗]

1. 辨证要点

（1）**辨分期**：出现散在边界不清、大小不等的红斑及粟粒大小淡红色丘疹，无糜烂、渗出，瘙痒明显，眠差，食欲不振，晨起口干、口苦，排便有不尽感，小便黄，舌体胖大、边有齿痕，舌质红，苔黄腻，脉滑数，此时为急性期。红斑、丘疹基本消退，无瘙痒感，纳眠尚可，稍感疲乏，大便不成形，舌体胖大、边有齿痕，舌质淡，苔薄白，脉细，此时为稳定期。

（2）**辨兼症**：皮损区易出现脱皮的表现，舌淡，脉细、弱、数，为禀赋不足、腠理不密证；皮损区红肿色暗，舌红，脉滑、濡、数，为脾胃蕴热、湿热内阻证。

2. 辨证施治

治法 清热解毒，凉血止痒。

主穴 ①急性期：阿是穴、曲池、合谷、气海、血海、上巨虚、内庭。②稳定期：肺俞、中府、脾俞、章门、三阴交、足三里。

方义 急性期取阿是穴围刺引阳毒外出；曲池、合谷同属阳明，擅于开泄，既可疏风解表，又能清泻阳明湿热；气海补气，攻补兼施；血海调理营血，而收止痒之功；上巨虚、内庭分别为手阳明大肠经的下合穴和足阳明胃经的荥穴，清泻阳明湿热之邪。稳定期取肺俞、中府、脾俞、章门，即俞募配穴法，起到调补肺脾的作用；足三里为调理脾胃的要穴；三阴交为肝、脾、肾三经交会穴，起调补三脏之效。诸穴合用，起到益气养血之功。

配穴 禀赋不足，腠理不密，配气海、肾俞、列缺、合谷；脾胃蕴热、湿热内阻，配丰隆、内庭。

操作 局部病变处用围刺法，气海穴平补平泻，余用提插泻法，得气为度，得气后留针30分钟；针刺方向为列缺平刺，余直刺，针刺补泻用提插补法，得气为度，留针30分钟。

3. 其他针灸方法

（1）火针： 在皮损肥厚或结节、苔藓样变处，用碘伏消毒，右手拇、食、中指持0.4mm×45mm盘龙火针针柄，置针于酒精灯火焰的中焰，先加热针体，再加热针尖，把针烧至发白，右手持针运用腕力稳、准、快，直刺入皮损处，针刺深浅根据局部皮损厚薄而定，以不超过皮损基底部为宜，随即出针（约0.5秒），根据每处病变范围大小的不同，由病变外缘环向中心点刺。针完再次消毒，嘱患者24小时不沾水，3～5日1次，2次为1个疗程。

（2）刺络拔罐： 在肩髃、大椎、肺俞、膈俞、大肠俞处拔罐，留罐5～10分钟，取罐后罐斑或紫或红。

（3）灸法： 在神阙、脾俞行温和灸，在足三里、三阴交行温针灸。隔日1次。

［食疗与预防保健］

1. 保持皮肤创面清洁，清水冲洗，防止继发感染。
2. 食疗 雪梨味甘，性微寒，入肺、胃经，煮水喝能够润肺、化痰、止咳，对于热病伤津的患者，适当喝梨水有很好的清热、降火、生津作用。草莓味甘，性凉，入肺、肝、肾三经，具有养血润燥、生津止渴、润肤通便的作用，对于湿热内蕴患者，可以达到清热除烦、凉血通便的效果。

｜病案举隅｜

某男，23岁，夏日户外劳作半日后出现头面部皮肤灼热伴疼痛感，继而局部出现脱皮现象。余无明显不适，纳可，自述近日大便黏腻臭秽。舌红，苔薄黄，脉弦。

治法 清热凉血，解表止痛。

方药 知母10g，连翘10g，生地黄15g，赤芍10g，茯苓皮10g，黄芩10g。7剂，水煎服，每日1剂。

经典赏析

《外科启玄·日晒疮》："日晒疮，三伏炎天，勤苦之人，劳于任务，不惜身命，受酷日晒曝，先疼后破，而成疮者，非血气所生也。内宜服香茹饮加芩连之类。外搽金黄散、制柏散、青黛等药治之则自安矣。"

《洞天奥旨·日晒疮》："日晒疮，乃夏天酷烈之日曝而成者也，必先疼后破，乃外热所伤，非内热所损也。大约皆奔走劳役之人，与耕田胼胝之农夫居多，若安闲之客，安得生此疮乎。故止须消暑热之药，如青蒿一味饮之，外用末药敷之即安。青蒿饮，祖传，治日晒疮。青蒿一两，捣碎，以冷水冲之，取汁饮之，将渣敷疮上，数日即愈。如不愈，另用柏黛散敷之。柏黛散，祖传，外治日晒疮，并治火癍疮。黄柏二钱，青黛二钱，各研末，以麻油调搽即愈。"

黄褐斑

黄褐斑为一种面部局限性、对称性、色素沉着性皮肤病，高原地区成年男女均多见。其主要表现为额、面部等处出现局限性淡褐色或褐色斑片，一般境界较清楚，呈对称性分布。本病属于中医学"黧黑斑""黑皯""面尘""肝斑"范畴。

高原地区黄褐斑发病除与气机不畅、腠理受风、忧思抑郁、肝脾肾功能失调等常见致病因素有关外，也与多食肉食、日晒等因素密切相关。夏、秋两季症状明显。

雀斑、中毒性黑皮病、炎症后色素沉着及某些药物引起的色素沉着等可参照本病治疗。

[病因病机]

西医学认为，色素斑限于面部着光部位，常在日光照射后诱发或加重，说明与日光照射有直接关系，但临床应用的某些药物也可引起相似色素沉着病变。

1. 脏腑失调　以肝、脾、肾功能失调，夹杂情志因素为主。脏腑运化失常，精血不足，不能上荣于面；或气血痰瘀积滞皮下，色素沉着而致；或肝郁气滞，郁久化热，灼伤阴血，致使颜面气血失和而发病；或脾虚生湿，湿热蕴结，上蒸于面所致；冲任失调（冲任起胞宫，最终上行至面部），肝郁血滞伤冲任，气血不能上荣于面，故致本病。

2. 外邪侵袭　以高原地区日光伤肤，外邪侵表，腠理受损为主。

[临床表现]

1. 成年女性多见，面部青色或黄褐色斑片，一般边界较清楚。

2. 呈对称性分布于颜面、额、两颊、鼻背两侧、唇周围、颏部皮肤，呈指甲盖至钱币大小或呈手掌大小、形状不规则的淡褐色或暗褐色沉着斑，境界明显或模糊不清，可融合成大片。

3. 少见瘙痒、疼痛等全身症状，日晒后可加重。

4. 与脏腑功能或情志因素有关者，可见烦躁、抑郁不舒、乳房胀痛、纳差、不寐、乏力、便秘等表现。

5. 本病可持续多年存在，治愈患者也可出现反复。

[诊断与鉴别诊断]

（一）诊断要点

1. 多见于高原地区成年人，夏、秋两季症状明显。

2. 起病较缓，持续时间较长。

3. 不凸起于皮肤，无红肿、无破溃。

4. 与其他皮肤色素沉着疾病的鉴别，可参考既往史或服药史。

（二）鉴别诊断

1. 雀斑　斑点较小，散在分布，不相融合。多发于青少年，有家族史，夏重冬轻。

2. 艾迪生病　弥漫性青黑色或红褐色斑片，多发于面部、乳晕、外生殖器等处，有全身症状，如乏力、低血压、体重减轻等。

3. 西瓦特皮肤异色病　皮损多对称性分布于面、颈和上胸部，萎缩性白点间杂于色素斑中，呈网状分布。

[辨证论治]

（一）辨证要点

在高原地区，本病辨证要点在于外邪侵肤，结合脏腑功能、情志因素、饮食习惯特点进行辨证。对于妇人，还要结合经、带情况进行辨证。

（二）治疗原则

本病中医治疗总则：疏肝、健脾、补肾、理气、活血、化瘀。在治疗方法上宜内外结合，标本兼治。

（三）分型论治

1. 气滞血瘀，肝郁脾虚

证候 面黄，斑疹对称分布，多发于面部，或伴有性格急躁易怒或抑郁不舒，善太息或嗳气，或口苦咽干，或口腔黏腻不爽，或纳差，或溺溲味重，或不寐，妇人或有月经失常或乳房胀痛；舌质红或暗，苔黄或白，脉弦滑。

治法 疏肝理气，健脾化瘀。

方药 逍遥散加减。

逍遥散由柴胡、当归、白芍、茯苓、白术、炙甘草、烧生姜、薄荷组成。方中柴胡疏肝解郁，使肝气得以条达，为君药。当归甘辛苦温，养血和血；白芍酸苦微寒，养血活血，敛阴酸收，柔肝缓急，为臣药。白术、茯苓健脾去湿，使运化有权，气血有源；炙甘草益气补中，缓肝之急，为佐药。用法中加入薄荷少许，疏散郁遏之气，透达肝经郁热；烧生姜温胃和中，为使药。若加桑白皮、白鲜皮等，可清热去火，活血祛瘀，达到消斑美白的辅助效果。

2. 湿浊中阻，肝脾不调

证候 斑疹呈片状对称分布或伴有痤疮，面色萎黄或晦暗，神疲乏力，少气懒言，食少纳呆，大便溏薄或黏腻，或脘腹胀满，或两胁胀痛，舌淡，苔薄或腻，脉沉、濡、细、缓。

治法 芳香化湿，调和肝脾。

方药 参苓白术散加减。

参苓白术散由人参、白术、茯苓、山药、莲子肉、白扁豆、薏苡仁、砂仁、桔梗、炙甘草组成。方中人参、白术、茯苓益气健脾渗湿为君。配伍山药、莲子肉助君药以健脾益气，兼能止泻；并用白扁豆、薏苡仁助白术、茯苓以健脾渗湿，均为臣药。更用砂仁醒脾和胃，行气化滞；桔梗宣肺利气，通调水道，又能载药上行，培土生金，共为佐药。炙甘草健脾和中，调和诸药，为使药。本方补中气，渗湿浊，行气滞，使脾气健运，湿邪得去，则诸症自除，是体现"培土生金"治法的常用方剂。可辅以泽泻、冬瓜皮等，给邪以出路，利水除湿。

3. 肝肾不足，气阴两虚

证候 斑疹色淡或暗黄，面黄或红，自汗或盗汗，或四肢乏力，腰膝酸软，或头晕目眩、耳鸣眼涩，不寐或多梦，妇人月经减少或不调，或五心烦热；舌淡红少苔，脉细、弦、数。

治法 滋补肝肾，益气养阴。

方药 六味地黄丸加减。

六味地黄丸由熟地、山药、山茱萸、茯苓、泽泻、牡丹皮组成。方中重用熟地，滋阴补肾，填精益髓，为君药；山茱萸补养肝肾、并能涩精，山药补益脾阴、亦能固精，共为臣药。配伍泽泻利湿泄浊，并防熟地之滋腻恋邪；牡丹皮清泻相火，并制山茱萸之温涩；茯苓淡渗脾湿，并助山药之健运。茯苓、泽泻、牡丹皮为"三泻"，渗湿浊，清虚热，平其偏胜以治标，均为佐药。六味合用，三补三泻，其中补药用量重于"泻药"，是以补为主；肝脾肾三阴并补，以补肾阴为主，这是本方的配伍特点。若辅以赤芍、川芎等，可达活血化瘀、凉血化斑之功效。

［预后］

本病预后较好，一般治疗周期为 1 ~ 3 个月，少见并发症。

［针灸治疗］

1. 辨证要点

（1）**辨经络**：本病发于面部，与足厥阴肝经、足太阴脾经、足少阴肾经关系最为密切，且黄褐斑的颜色一般以黄、青、黑为主。黄属脾经，青为肝经，黑色责之于肾经。

（2）**辨兼症**：皮损青黄，舌质红或暗，苔黄或白，脉弦滑，为气滞血瘀，肝郁脾虚；皮损萎黄或晦暗，舌淡，苔薄或腻，脉沉、濡、细、缓，为湿浊中阻，肝脾不调；皮损黄或红，舌淡红少苔，脉细、弦、数，为肝肾不足，气阴两虚。

2. 辨证施治

治法　疏肝解郁，调理肾气，化瘀通络。

主穴　三阴交、足三里、肝俞、脾俞、肾俞、血海、曲池，局部皮损区围刺。

方义　三阴交为足太阴脾经腧穴，又是足三阴经交会穴，刺之可调肝脾肾三脏，理气活血；足三里为足阳明胃经合穴，又是胃的下合穴，刺之可调和气血、通经活络；曲池为手阳明大肠经合穴，刺之可调和营卫之气血；足三里、曲池同为阳明经合穴，阳明经为多气多血之经，二穴合用可奏行气活血之效；肝俞、脾俞、肾俞分别为肝、脾、肾的背俞穴，可健脾、疏肝、益肾；因"无瘀不成斑""治斑不离血"，故临床上多选用血海活血化瘀；局部皮损区围刺可起到活血行气，激发经气的作用。

配穴　气滞血瘀，肝郁脾虚，配太冲、膈俞；湿浊中阻，肝脾不调，配天枢、阳陵泉；肝肾不足，气阴两虚，配太溪、关元。

操作　三阴交、足三里用补法，血海、曲池用泻法，局部毫针围刺，留针10～20分钟，每日1次，10次为1个疗程。

3. 其他针灸方法

（1）**耳穴疗法**：主穴取内分泌、肝、脾、肾、面颊；配穴取肺、大肠、交感、神门、皮质下、内生殖器；主穴均取，配穴随症选1～2个。方法：用酒精棉球在耳廓部脱脂，用胶布将王不留行固定于穴部，1次选一侧，3天后换另一侧，每天按压3～5次，每次3～5分钟，3天为1个疗程。

（2）**穴位埋线**：穴位取肺俞、肝俞、脾俞、膈俞、双侧三阴交、足三里。穴位皮肤常规消毒后，将羊肠线剪成1cm长置于埋线针内，将羊肠线注入穴位内，出针，按压针孔，贴创可贴。20～30天治疗1次，3次为1个疗程。

（3）**穴位注射**：穴位取肺俞、心俞、肝俞、膈俞、胃俞、脾俞、肾俞，注射药物选5%当归注射液或复方丹参注射液。每周2次，10次为1个疗程。

（4）**刺络拔罐**：先在脊柱两侧寻找浅黄色斑点或深褐色斑点，主要在膀胱经两侧线中间带及旁开的区域，找到反应点后用三棱针放血，并立即用真空罐吸附于出血处，留罐5～8分钟。

［食疗与预防保健］

食疗　柠檬性温，味苦、酸，有疏滞健胃、生津止渴、祛斑美白等功能，榨汁内服或外敷均可。番茄（西红柿）味甘，性平，有生津止渴、健胃消食、清热除烦、补肾利尿等功能，对于黄褐斑患者，可以达到清热凉血、祛斑美白的效果。

┃ 病案举隅 ┃

某女，25岁，自述产后出现黄褐斑，加重2年余。面颊对称分布，无明显不适，纳可，月经周期稳定，色暗，量可，无血块，白带无异常，大便偏黏。舌红，苔薄黄，有轻度齿痕，脉细。

治法　健脾除湿，活血化瘀。

方药　炒白术15g，牡丹皮10g，茯苓皮10g，丹参10g。14剂，水煎服，隔日服1剂。

经典赏析

《诸病源候论·妇人杂病诸候三·面黑皯候》："面黑皯者，或脏腑有痰饮，或皮肤受风邪，皆令血气不调，致生黑皯。"

《外台秘要》："照海，主面尘黑。"

《普济方》："治面尘黑，穴太冲。"

《外科正宗·杂疮毒门·女人面生鼆黑斑》："鼆黑斑者，水亏不能制火，血弱不能华肉，以致火燥结成斑黑，色枯不泽。朝服肾气丸，以滋化源，早晚以玉容丸洗面斑上，日久减退。兼戒忧思动火劳伤等件。"

《医宗金鉴》："由忧思抑郁，血弱不华，火燥结滞而生于面上。"

第三节 ❧ 手足皲裂 ❧

　　手足皲裂为一种手足局限性、对称性皮肤病，高原地区成年男女均多见；主要表现为手、足部等处出现皮肤干燥、皲裂，呈对称性分布，严重者伴有疼痛感，导致活动受限。本病属于中医学"皲裂疮""干裂疮""皱裂肤"范畴。

　　高原地区皲裂疮的发病与外邪侵袭、腠理受风，或素体血虚津亏、失于濡养等有关。四季发病，冬、春两季症状明显。

　　老年手足干裂、反复发作手足冻疮、普通类型皮肤干燥类疾病等可参照本节治疗。

〔病因病机〕

　　受季节或温度等因素影响，汗液分泌减少，角质层含水量减少，而致皮肤干燥。机械性、物理性摩擦或接触有机溶媒，也可导致类似病变。

　　1. 寒凝血瘀　冬季肌肤骤然遇寒冷之邪，血脉凝滞，致使肌肤失润而皲裂。

　　2. 燥伤阴津　外感燥邪，或酸碱物直接刺激皮肤，伤津耗液，致使肌肤失润而皲裂。

　　3. 劳作过度　劳作过度，经常摩擦，或不断摩擦，或不断牵拉，或冷水久渍，肌肤破损，而成皲裂。

　　4. 气血虚弱　素体禀赋不足或大病久病后，气血虚弱，肌肤失养而皲裂。

〔临床表现〕

　　1. 多发于手足经常磨损部位。

　　2. 干燥、皲裂，常有出血或疼痛。

　　3. 少见瘙痒、肿胀等症状。

　　4. 与脏腑功能有关者，可见烦躁、便秘、盗汗、口渴等表现。

　　5. 本病治疗得当可痊愈。

〔诊断与鉴别诊断〕

（一）**诊断要点**

　　1. 多见于高原地区成年人，多劳作，冬、秋两季症状表现明显。

　　2. 起病较缓，持续时间较长。

　　3. 皮肤皲裂、脱皮，无红肿、无斑疹。皮损为深浅、长短不一的裂口，深者可有出血，轻者仅为皮肤干燥有龟裂。裂口浅者不痛，深者常有疼痛。

（二）**鉴别诊断**

　　1. 手足癣　手癣以红斑、鳞屑、皲裂为主，但也可伴有水疱、渗液，常单侧发病，自觉瘙痒；足癣除与手癣相似外，还可见潮湿、浸渍、发白、多汗等现象，如发于足趾间、足弓、足缘等处，癣病多为冬轻夏重，皮屑镜检可查得真菌阳性。

　　2. 剥脱性角层松解症　大多伴有多汗症。掌跖出现针冒大小、无炎症性小白点，继而向四周扩大，同时表皮破裂，撕脱出浅薄鳞屑，不出现皲裂。

　　3. 手部湿疹　皮疹多形性，自觉瘙痒，常有水疱、渗液，可有局限性干燥的鳞屑，或合并皲裂。

　　4. 掌跖角化病　手掌、足跖表皮角质层增厚，边缘清楚，呈大片黄色胼胝样厚茧，可发生皲裂。

　　5. 进行性指掌角化症　多发于妇女的右手，以食指、中指、拇指末端多见，皮肤干燥、粗糙、发紫、发红、脱屑，甚者可皲裂。

　　6. 鱼鳞病　常有家族史，以四肢伸侧伴鱼鳞样干燥鳞屑为主，有明显的冬重夏轻之特点。

〔辨证论治〕

（一）辨证要点

1. 多发于秋、冬之季，常见于成年人。
2. 在高原地区，本病辨证要点在于外邪侵肤，结合脏腑功能进行辨证。
3. 皮损发生于手掌、足跖部。
4. 表现为皮肤粗糙、干燥，甚者出现皲裂，或出血、疼痛。

（二）治疗原则

本病中医治疗总则：养血润燥，祛风散寒，活血化瘀，调和脏腑。在治疗方法上宜内外结合，标本兼治。

（三）分型论治

1. 血虚风燥，失于濡养

证候　手足皮肤干燥粗糙、干裂，痒痛，或咽干，或便干，或不寐，妇人或有月经量少；舌苔薄白而干，脉浮涩。

治法　养血润燥，祛风止痒。

方药　当归饮子加减。

当归饮子由当归、川芎、白芍、生地、何首乌、防风、荆芥、白蒺藜、黄芪、甘草组成。方中当归、川芎、白芍、生地为四物汤组成，滋阴养血以治营血不足，同时取"治风先治血，血行风自灭"之义；何首乌滋补肝肾，益精血；防风、荆芥疏风止痒；白蒺藜平肝疏风止痒；黄芪益气实卫固表；甘草益气和中，调和诸药。诸药合用，共奏养血润燥、祛风止痒之功。

2. 寒凝血瘀，肺肾不调

证候　手足皮肤皲裂，干燥，面色苍白或晦暗，畏寒乏力，低言少气，或大便溏薄，或脘腹胀满；舌淡，苔薄或白，脉沉、迟、细、缓。

治法　温经散寒，活血润燥。

方药　当归四逆汤加减。

当归四逆汤由当归、桂枝、细辛、白芍、通草、大枣、甘草组成。方中当归甘温，养血和血；桂枝辛温，温经散寒，温通血脉，与当归共为君药。细辛温经散寒，助桂枝温通血脉；白芍养血和营，助当归补益营血，共为臣药。通草通经脉，以畅血行；大枣、甘草益气健脾养血，共为佐药。重用大枣，既合归、芍以补营血，又防桂枝、细辛燥烈太过，伤及阴血；甘草兼调药性，而为使药。可辅以黄精、熟地等，取"金水相生"之意，滋补肺肾，滋阴润燥。

〔预后〕

本病预后较好，一般治疗周期为 1~3 个月，少见并发症。

〔针灸治疗〕

1. 辨证要点

（1）辨主症：手、足部等处出现皮肤干燥、皲裂，呈对称性分布，甚则伴有疼痛感，导致活动受限。

（2）辨兼症：皮损部皮肤干燥，皲裂，舌苔薄白而干，脉浮涩，为血虚风燥，失于濡养；皮损处皮肤苍白或晦暗，舌淡，苔薄或白，脉沉、迟、细、缓，为寒凝血瘀，肺肾不调。

2. 辨证施治

治法　滋阴活血，润燥祛风。

主穴　曲池、合谷、外关透内关、足三里、三阴交。

方义　合谷、曲池调和气血，通经活络疏风；外关透内关，两穴相透，交通气血，调补阴阳；足三里补益气血；三阴交振奋肝脾肾气机，以资气血生化之源。

配穴　血虚风燥，失于濡养，配血海、脾俞；寒凝血瘀，肺肾不调，配命门、膈俞。

操作 选取 1.5～3 寸毫针直刺，用泻法；进针得气后留针 10～15 分钟，每日针 1 次，10 次为 1 个疗程。

3. 其他针灸方法

（1）穴位注射：取曲池、合谷、足三里、三阴交，常规消毒后，抽取曲安奈德注射液 2ml、维生素 B_{12} 注射液 0.5ml、利多卡因注射液 1.5ml 混悬液（混合）注入穴位中，每穴 1ml。穴位交替注射。每周 1 次，4 周为 1 个疗程。

（2）董氏奇穴：选董氏奇穴之木穴。部位：掌面食指第一指节（近心端）尺侧，位于掌面食指第一节中央线与食指尺侧赤白肉际线中间的纵线上，共 2 穴，上穴和下穴分别在第一指间横纹（近心端）与第二指间横纹之间的上 1/3 和下 1/3 处。采用 1 寸毫针，刺入 0.5～1 分，捻转数次，不留针，每周治疗 2 次。

〔食疗与预防保健〕

食疗 银耳味甘、淡，性平，既有补脾开胃的功效，又有益气清肠的作用，还可以滋阴润肺。黑芝麻甘、平，具有滋养肝肾、养血润燥的作用，富含油脂和维生素 E，能滋润皮肤、补血通便。

病案举隅

某男，51 岁，双手皲裂多年，冬春季节加重，伴痒痛感，无破溃及出血，纳可，时有腹胀，遇寒加剧，大便稀，小便可，眠可。舌淡苔白，脉沉、细。

治法 健脾润燥，养血除寒。

方药 当归 10g，炒白芍 10g，荆芥穗 10g，炙黄芪 10g，小茴香 6g，桂枝 6g。14 剂，水煎服，每日 1 剂。可煎汤外敷。

经典赏析

《诸病源候论·四肢病诸候·手足皲裂候》："皲裂者，肌肉破也，言冬时触冒风寒，手足破，故谓之皲裂。"

《普济方·皲裂附论》："夫皲裂者，由肌肉虚，冬时触冒，于是风冷折手足破，故谓之皲裂也。"

《证治准绳·疡医·手足皲裂》："夫秋冬风寒燥烈，人手足为之皲瘃者，血少肤腠虚，故易伤也。外润以膏泽，内服益气和血之药可也。"

《外科启玄·皲裂疮》："行船推车辛苦之辈，及打鱼染匠辗玉之人，手足皲裂成疮，招动出血，痛不可忍者，先用地骨皮、白矾煎汤洗之至软，次用蜡羊油炼熟，入轻粉一钱，搽之，累验累效，珍之。"

《外科启玄·皲裂疮口》："冬月间手足皲裂成疮，裂口出血，肿痛难忍。"

《外科正宗·杂疮毒门·手足破裂》："手足破裂，破裂者干枯之象，气血不能荣养故也。因热肌骤被风寒所逼，凝滞血脉，以致皮肤渐枯渐槁，乃生破裂；日袭于风，湿热相乘，故多疼痛。以玉肌散洗搽，润肌膏润之，甚者兼服当归饮子为妙。"

《洞天奥旨·皲裂疮》："皲裂疮，皆营工手艺之辈，赤手空拳，犯风弄水而成者也，不止行船、推车、打鱼、染匠始生此疮。皮破者痛犹轻，纹裂者疼必甚。论理亦可内治，然而辛苦勤劳之人，气血未有不旺者，亦无借于内治。或带疾而勉强行工者，即宜内治，又恐无力买药，不若外治之便矣。先用地骨皮、白矾煎汤洗之至软，次用蜡羊油炼熟，入轻粉一钱，搽之为神。"

参考文献

1. 瞿幸. 中医皮肤病学 [M]. 北京：中国中医药出版社，2009.

2. 郭旭，曹洪波，魏文坤，等. 针灸配合拔罐治疗多形性日光疹 1 例 [J]. 河南中医，2011，31（3）：295-296.

3. 陈卫东，祁亚慧，陈纯涛，等. 黄蜀针药合用治疗多形性日光疹经验 [J]. 中医外治杂志，2015，24（6）：59-60.

4. 卢晓梅. 黄褐斑辨治心得 [J]. 中医药研究, 2000, 16 (1): 27-28.

5. 张明, 刘巧, 杨志波, 等. 黄褐斑中医临床验证方案的疗效观察 [J]. 中国中医基础医学杂志, 2015, 21 (9): 1133-1135.

6. 陈瑜, 吴闽枫, 李福伦. 黄褐斑中医治法研究进展 [J]. 中国民族民间医药, 2016, 25 (15): 33-36.

7. 中华中医药学会皮肤科分会, 中国医师协会皮肤科医师分会中西医结合专业委员会. 黄褐斑中医治疗专家共识 [J]. 中国中西医结合皮肤性病学杂志, 2019, 18 (4): 372-374.

8. 沈丹丹, 喻治达, 王万春. 经络理论及针灸治疗黄褐斑研究进展 [J]. 现代诊断与治疗, 2014, 25 (14): 3179-3181.

9. 吴萍萍, 赵利华, 陈望龙, 等. 针灸治疗黄褐斑的取穴规律 [J]. 中医药导报, 2019, 25 (20): 94-98.

10. 刘婧. 穴位埋线治疗黄褐斑96例 [J]. 山西中医, 2010, 26 (12): 38-39.

11. 向云霞, 陈芷枫, 李季. 针灸治疗黄褐斑的临床研究进展 [J]. 光明中医, 2015, 30 (3): 660-663.

12. 全玳红, 王连芝. 针刺治疗皲裂34例 [J]. 中国针灸, 1994 (5): 22.

13. 刘云升, 刘云峰. 穴位封闭治疗手足皲裂症44例 [J]. 中国民间疗法, 2011, 19 (8): 19.

14. 胡波, 徐秋玲. 针刺董氏奇穴治疗手掌皲裂15例 [J]. 中医临床研究, 2011, 3 (20): 56.